MW01206044

Ayurveda
Libro de cocina

El libro de Ayurveda sobre autocuración y desintoxicación.

Incluye 100 recetas y la prueba de Dosha.

Mahesh Kumar

1a edición

2020

Todos los derechos reservados

Tabla de contenido

Los platos principales 86

Chutneys 146

Fuentes 153

Descargo de responsabilidad 154

Derechos de autor..155

Pie de imprenta 156

Prólogo

El estrés, las exigencias excesivas en el lugar de trabajo, el equilibrio entre el trabajo y la familia, etc., son las mejores condiciones para desencadenar síntomas como el nerviosismo, los trastornos del sueño, los dolores de cabeza y las enfermedades de civilización de los sistemas cardiovascular, digestivo y metabólico del organismo humano. En el mundo de hoy en día, una dieta equilibrada y sabrosa es cada vez menos importante.

Es un reto vivir en equilibrio. Aquí tienes una barra de chocolate, durante la pausa del almuerzo comes rápidamente una hamburguesa y por la noche la pizza lista, que sólo hay que meter en el horno, está en la mesa - todo el mundo sabe lo alto en calorías, lo bajo en nutrientes y lo poco saludable que es el tentempié rápido en realidad.

Una dieta saludable y constitucionalmente apropiada según el Ayurveda ya puede lograr mucho: rápido alivio o incluso eliminación de los problemas de salud, reducción de peso sostenible, desintoxicación y activación de los poderes de autocuración.

En esta guía aprenderá sobre la nutrición ayurvédica. En base a los contenidos obtendrá una introducción comprensible con la información más importante y los fundamentos teóricos sobre esta forma de alimentación, así como consejos prácticos para su vida cotidiana. Con el Ayurveda tienes la posibilidad de devolver el equilibrio a tu cuerpo, tu alma y tu espíritu y serás recompensado con una nueva alegría de vivir y energía positiva.

¿Qué es el Ayurveda?

El Ayurveda - también conocido como Medicina Tradicional India (TIM) - es un arte indio de curación que tiene más de 5.000 años de antigüedad y pertenece a uno de los sistemas de salud y médicos más antiguos del mundo. El enfoque está en la salud holística del cuerpo, la mente y el alma.

En la India, Sri Lanka y Nepal, *una* gran proporción de la población recibe tratamiento *ayurvédico* para las enfermedades. Esta medicina, reconocida por la Organización Mundial de la Salud (OMS), se enseña en las universidades y trabaja con curas de limpieza, aplicaciones manuales, yoga y meditación. Mientras tanto, este antiguo arte indio de la curación también ha encontrado un lugar firme en la medicina alternativa en nuestro país.

La palabra *Ayurveda* tiene su origen en el sánscrito, las sagradas escrituras de los hindúes (*Vedas*) y significa "conocimiento de la vida" (*Ayus* = vida, *Veda* = conocimiento).

Desde los años 90, el Ayurveda se ha extendido en este país, inicialmente en el campo del bienestar y el turismo. Esto dio la impresión errónea de que este método de curación implicaría principalmente aplicaciones (costosas) como moldes para la frente y masajes con aceite.

Pero el Ayurveda es mucho más que una "tendencia de bienestar" o una forma exclusiva de tratamiento: ofrece un amplio abanico de posibilidades para mantener o incluso mejorar la salud, prevenir enfermedades y aliviar sus síntomas; es una excelente base para un estilo de vida saludable y fortalece la vitalidad. Sí, representa una especie de filosofía de vida y se basa en la persona auto-responsable que ha comprendido que tiene que estar activa para mantenerse o estar sana.

Según *los principios ayurvédicos,* es de suma importancia adaptar la dieta y el estilo de vida de cada persona a uno de los tres tipos de constitución, los llamados *"Doshas"*. Cada **dosha** (= literalmente "lo que dirige") difiere de los demás en su constitución y carácter, así como en sus diferentes necesidades y preferencias.

Está el *hombre Vata, Kapha* y *Pitta*. Cada persona lleva proporcionalmente características de los tres Doshas, pero a través de una combinación muy individual que conforma su constitución y personalidad. La mayoría de la gente tiene una mezcla de dos tipos de constitución, por ejemplo *Vata-Pitta* o *Kapha-Pitta*.

Si los doshas están en equilibrio, todo el organismo está sano. Si uno vive en contra de su constitución física, mental y espiritual, tarde o temprano surgen desarmonías, de las que a su vez pueden surgir enfermedades.

La nutrición correcta y saludable *según el tipo es el núcleo* del Ayurveda, porque ya puede regular una parte esencial de los problemas y deficiencias. Qué alimentos son particularmente buenos para cada tipo de constitución, haciéndola feliz y equilibrada, lo descubrirá en esta guía - además de un test de Dosha para el auto-ejercicio y consejos efectivos **para su implementación** (ejercicios) para la vida diaria.

¡El hombre es lo que come!

El propósito principal de la ingesta de alimentos es suministrar a nuestro organismo los nutrientes esenciales para que tenga suficiente energía. Un sistema digestivo intacto es el prerrequisito básico para la absorción óptima de los alimentos que comemos. En el Ayurveda, se supone que el desarrollo de muchas enfermedades se debe a problemas digestivos.

Nuestra dieta puede ser rica en vitaminas, oligoelementos, minerales, proteínas y ácidos grasos: Si el cuerpo no absorbe y utiliza suficientemente estas sustancias vitales, ni siquiera los alimentos más saludables sirven para nada.

En *la nutrición ayurvédica,* dependiendo del tipo de constitución, la calidad y la combinación de los alimentos preparados y condimentados es decisiva para la mejor utilización posible en el tracto digestivo.

El secreto de la descomposición óptima de los alimentos es el llamado fuego digestivo **(Agni)**. Se encuentra en varias partes de nuestro sistema digestivo y descompone la pulpa de comida en muchos pequeños componentes individuales. Éstos se encuentran luego con otros procesos metabólicos complejos.

Si se siente incómodo o "la comida es pesada en el estómago", suele ser porque el fuego digestivo es demasiado débil o porque una gran acumulación de toxinas no digeridas (venenos) y productos de desecho (productos de desecho metabólicos) son una carga para nuestro organismo. Sin embargo, las sustancias "no procesadas" pueden encontrarse a menudo en nuestras mentes, bloqueándonos en todas nuestras acciones y en nuestro ser.

La nutrición ayurvédica consiste en regular la digestión y desarrollar una sensación de qué alimentos son buenos para usted personalmente, para que esté óptimamente abastecido y equipado con la mejor energía. Si la ingesta de alimentos es correcta, muchos problemas de salud mejoran automáticamente, lo que conduce a un aumento de la alegría de vivir y también puede conducir a una apariencia visiblemente más saludable y fuerte.

El Agni

Lo primero que hay que hacer es animar a los *Agni* y hacerlos arder.

Con estas medidas estás conduciendo correctamente:

* **Adaptar los hábitos alimenticios** armoniosamente y **al ritmo natural de las horas del día y las estaciones**: Al mediodía y en invierno, el Agni "quema" más, así que es el mejor momento para las comidas pesadas. Por la mañana y por la tarde, así como en verano, se deben preferir comidas más ligeras, también después de hacer deporte o en caso de enfermedad.

* Unas cuantas **"reglas del juego":** Sólo debes comer cuando realmente tengas hambre (gruñido estomacal) y no sólo porque "tengas ganas" (apetito) de mordisquear algo. La comida anterior debería haber sido hace unas 3 o 4 horas. Asegúrate de que el ambiente sea tranquilo y relajado mientras comes. Su atención debe centrarse únicamente en la comida, de modo que debe evitar las distracciones causadas por el funcionamiento o la lectura de la televisión, el PC y el smartphone. Bien masticado ya está medio digerido, así que debes asegurarte de comer despacio y masticar conscientemente.

Consejo: Calentar la poción de Agni: Una bebida hecha de agua, comino, pimienta negra, polvo de jengibre y sal de roca apoya el fuego digestivo. Preparación: Poner una taza de agua en una olla. Añade las especias y lleva el agua a hervir. Cuézalo a fuego lento durante 10 minutos. La poción de *Agni* debe beberse media hora antes de la comida.

Los Gunas

En segundo lugar, en *la nutrición* ayurvédica es importante observar más de cerca la división de los tres grupos de alimentos que representan los poderes del espíritu *(gunas):*

1.) Sattva representa la claridad, la bondad y la armonía.

La comida rica da alegría de vivir, energía positiva, paz y salud.

Es lógico que se busque una **dieta** esencialmente *completa*, porque es la más equilibrada y a través de ella se absorben todos los nutrientes importantes. Se trata de **una dieta lactovegetariana, lo que significa** que la dieta es predominantemente de productos vegetales y lácteos. Los edulcorantes naturales completan la comida respectiva.

Los alimentos ricos incluyen:

*Cereales **integrales** ricos en fibra como cebada, mijo, avena, quinoa, trigo y arroz integral*

*Verduras frescas **y crujientes**: Desde pepinos, verduras de hoja verde, pimientos y tomates hasta brotes, hierbas frescas, varios tipos de col y calabaza y una amplia variedad de hortalizas de raíz

Fruta madura y fresca: Por ejemplo, manzanas, peras, ciruelas, albaricoques, melocotones o aguacates e higos*

Legumbres, semillas y nueces nutritivas: Entre ellas se encuentran las judías, las lentejas y los garbanzos o la calabaza, los girasoles y los anacardos o la ballena, los para y las avellanas. Por cierto: la nuez de macadamia, que es particularmente rica en calorías, se considera la "reina" de las nueces y cuando se come con moderación (máximo 12 piezas por día), es saludable y tiene un efecto particularmente reductor del colesterol.

*Productos lácteos ricos en proteínas: Queso crema, quark, yogur, Skyr, leche o *ghee* (mantequilla clarificada) - no importa si es de vaca o de cabra.

*Edulcorantes naturales: miel, jarabe de arce y agave o *jaggery* (un azúcar tradicionalmente no refinado utilizado en todo el sur y sudeste de Asia)

2.) *rajas* es la energía de la inquietud.

Un nivel significativamente más alto de comida *rajasigena* aumenta la avaricia, la ira, el egoísmo y la violencia.

Estos incluyen: huevos, queso duro, cafeína, azúcar refinado, refrescos, comida rápida, y frutas y cebollas sin madurar.

Básicamente, todos los alimentos extremadamente azucarados, salados y condimentados, así como los excesivamente ácidos y amargos son rajasig. **Deben evitarse o consumirse sólo en pequeñas cantidades.**

3.) *Tamas* representa la resistencia y demasiado de ella puede hacerte letárgico, perezoso y depresivo. Además, la comida *tamásica* se considera sucia, vieja y podrida.

Estos incluyen: carne, pescado, platos preparados, setas, cacahuetes, fruta sobremadura, sobras recalentadas y todos los alimentos fritos,

frito, conservado o quemado.

Según el Ayurveda, por lo tanto, hay que evitar en la medida de lo posible los alimentos y formas de preparación de *Tamas*.

Ventajas de una dieta lacto-vegetariana o vegana

Además de nuestra salud y nuestro bienestar holístico, también hay otros aspectos desde *un punto de vista ayurvédico* por los que una dieta lacto-vegetariana o incluso puramente vegetal (vegana) vale la pena.

* Varios estudios demuestran que los alimentos vegetales pueden cubrir el requerimiento de proteínas tan bien como el llamado "filete valioso". La proteína animal, especialmente en forma de carne y pescado, supone una gran carga para el tracto digestivo.

* La compasión, el respeto y la no violencia (*Ahimsa*) hacia todas las criaturas vivientes y el aprecio de todos los alimentos disponibles es un aspecto muy importante: Si la humanidad siguiera una dieta predominantemente vegetariana, la creciente población mundial podría abastecerse mucho mejor. La catastrófica e inhumana cría de animales en masa de criaturas sensibles, de las que se abusa de la forma más miserable y que finalmente son cruelmente sacrificadas, ¡en algún momento dejaría de ser rentable para una sociedad que se alimenta principalmente o incluso exclusivamente de alimentos vegetales!

* Además, como lacto-vegetariano o vegano, haces una buena contribución a la reducción de los efectos ecológicos negativos de la producción de carne, como el consumo de agua y las emisiones (emisión de partículas químicas, sustancias, ondas o radiación en nuestro medio ambiente).

* Además, los alimentos que consumimos deberían, tan a menudo como sea posible, ser cultivados orgánicamente, producidos localmente y de temporada.

Cómo tener éxito en el arte ayurvédico de la nutrición

Preparación de la comida

Si es posible, los platos deben ser preparados frescos, sabrosos y fácilmente digeribles. La comida se digiere mejor cuando se come calentada o cocinada. El vapor **y la cocción al vapor** ha demostrado ser un método de cocción especial en la *cocina ayurvédica, porque por* un lado el estómago puede digerir muy bien la comida y por otro lado se conservan los minerales y vitaminas importantes.

La comida cruda se come exclusivamente como guarnición, preferiblemente a la hora del almuerzo, porque es cuando el "poder de quemar" del *Agni* es más fuerte.

Típico de la dieta *según el Ayurveda* es el uso del *ghee* (grasa de mantequilla), que en la Medicina Tradicional India (TIM) se considera un remedio de uso interno y externo.

El *Ghee estimula* el apetito y despliega los efectos y poderes curativos de las especias ayurvédicas. Dependiendo de su tipo de constitución, use 1-2 cucharaditas una vez al día en lugar de aceite.

Además de las frutas y verduras de temporada, regionales y frescas, el menú diario incluye granos enteros, semillas, nueces y productos lácteos.

La combinación correcta hace que

Cuanto más se haya "encendido" el fuego digestivo en nuestro tracto digestivo, mejor se utiliza la comida.

Sin embargo, las siguientes combinaciones de alimentos debilitan el *Agni*:

* Las proteínas animales (carne, pescado, leche y huevos) no se "tiran juntas" porque llevan a una mayor formación de productos de desecho en el organismo.

* La leche sólo va bien con legumbres como los garbanzos o las lentejas y no debe combinarse con frutas, verduras de hoja, saladas o ácidas.

* Las frutas se comen preferentemente solas, porque de lo contrario los procesos de fermentación se producen en el intestino

* Las bebidas calientes deben beberse sin aditivos como la miel, la leche o el alcohol

* Los cereales, las patatas y la pasta "armonizan" perfectamente con las verduras y la grasa

* El arroz es un "todo terreno" y va con todos los alimentos

¿Cuándo? ¿Cuándo? ¿Dónde? ¿Qué y cuánto?

La *Asociación Médica Alemana para la Medicina Ayurvédica* recomienda que se respeten los horarios **fijos de las comidas, es decir**, que los alimentos se coman **aproximadamente a la misma hora** todos los días.

Los tres *doshas* con sus características también proporcionan diferentes niveles de energía en el transcurso del día: *Vata* está siempre en movimiento, *Pitta está rebosante* de energía y *Kapha es una fuerza de* resistencia. Cada cuatro horas la calidad de las respectivas dinámicas cambia, no abruptamente, por supuesto, sino suavemente:

* De 2 a 6 de la tarde y por la noche de 2 a 6 es la hora de **Vata.**

* De 10 a 14 y por la noche de 10 a 2 es la hora de ***Pitta***

* De 6 a 10 y de 6 a 10 es la hora de ***Kapha***

Una atmósfera relajada y tranquila juega un papel muy importante durante la cena. La comida debe tomarse sentada y cada bocado debe disfrutarse consciente y lentamente con todos los sentidos.

Incluya **principalmente comida caliente y cocinada** en su dieta. Las ensaladas, las verduras crudas y la fruta fresca sólo deben comerse a la hora del almuerzo (palabra clave: *Agni).*

Comer **tres comidas al día:** Como nuestro organismo aún está en modo de desintoxicación por la mañana, **el desayuno** debe ser **pequeño**. Se recomienda tomar la comida **principal al mediodía. La cena** debe ser **fácilmente digerible y cocinada**, por ejemplo en forma de sopa de verduras. Evite los bocadillos entre las comidas si es posible. Ten cuidado con la cantidad y deja de comer cuando estés lleno. La regla general en el *Ayurveda* es: El estómago sólo debe sentirse 2/3 lleno - significa: "El estómago no está lleno correctamente", pero se logra una agradable sensación de plenitud.

¡

Asegúrate de beber lo suficiente todos los días. Sólo a través de la ingesta regular de líquidos puede la sangre del cuerpo fluir libremente para transportar nutrientes importantes a los órganos y eliminar las toxinas del organismo.

Debido a que el fuego digestivo *Agni* es particularmente estimulado por el suministro de calor, el Ayurveda recomienda beber una taza de *agua caliente* regularmente durante el día. Para ello, vierta agua del grifo hervida en un termo a primera hora de la mañana.

Consejo 1: Condimente su bebida caliente con jugo de limón recién exprimido o con rodajas de jengibre pelado.

Consejo 2: Según *la nutrición ayurvédica*, las bebidas frías generalmente no son recomendables porque tienen un efecto negativo en el *Agni* y fuerzan innecesariamente el equilibrio energético. Bebe agua del grifo hervida y caliente o al menos a temperatura ambiente.

La patada para más placer y pasión: las especias

La buena sazón de los platos es esencial en la cocina india. Las especias ayudan al tracto digestivo a procesar bien las comidas y, de paso, a aliviar o incluso eliminar una u otra dolencia.

Chili:

Sabor	= afilado
Efecto	= calefacción, estimula la digestión, ayuda contra la pérdida de apetito, calma la energía de Kapha y Vata, Pitta está fuertemente irritado

Semillas de hinojo:

Sabor	= dulce y amargo
Efecto	= refrescante, ayuda contra la flatulencia, las náuseas, el dolor de estómago y la acidez estomacal, hace que los alimentos digeribles sean difíciles de digerir, efecto equilibrador en los tres Doshas

Ginger:

Sabor	= afilado
Efecto	= calentamiento, analgésico, antiespasmódico, ayuda contra las náuseas, dolor abdominal, estreñimiento, resfriados y dificultades respiratorias, reduce Vata y Pitta, poca influencia en Kapha

Cardamomo:

Sabor	= dulce y picante
Efecto	= refrescante, calmante, ayuda contra las náuseas y el mal aliento, calmante en los tres Doshas

Cúrcuma:

Sabor	= amargo, caliente, ligeramente agrio
Efecto	= Calentamiento, antiinflamatorio, antibacteriano, tiene propiedades de limpieza de la sangre, reduce las tres Doshas

Claveles:

Sabor	= amargo y picante
Efecto	= refrescante, antiinflamatorio, antibacteriano, ligeramente analgésico, tiene un efecto positivo en las quejas de gastritis (inflamación de la membrana mucosa del estómago), alivia el dolor de muelas, calma a Pitta y Kapha, reduce el Vata

Azafrán:

Sabor	= agrio, ligeramente picante
Efecto	= alivia los problemas estomacales, ayuda con los problemas pulmonares

y las depresiones, calma los tres Doshas

Semillas de mostaza:

Sabor   = caliente y amargo

Efecto   = calentar, promover Pitta, reducir Vata y Kapha

Pimienta negra:

Sabor   = muy agudo

Efecto   = antipirético, antiinflamatorio, fortalece el sistema inmunológico, fortalece el Pitta, calma el Vata y reduce el Kapha.

Canela:

Sabor   = caliente, amargo y dulce

Efecto   = calentar, descongestionar y expectorar, reduce Vata y Kapha, promueve Pitta

Las especias son la joya de la corona de la *cocina ayurvédica* y, bien equilibradas, añaden carácter a cualquier comida. Si se eligen con cuidado y consciencia, hacen muchos platos más aromáticos y digeribles. También ayudan a regular el equilibrio interior.

Por regla general, las especias se seleccionan de acuerdo con la constitución individual y los efectos curativos deseados, pero por supuesto la diversión de probar y cocinar no debe ser descuidada al cocinar! Confía en tu gusto y no tengas miedo de proceder intuitivamente al cocinar y sazonar.

Al principio es preferible orientarse hacia las recetas *ayurvédicas*.

Si desea preparar un plato por su propia creación, debe imaginar su sabor deseado de antemano. También se recomienda - especialmente si se quiere mimar a la familia o a los invitados - usar especias que sean adecuadas para los tres *doshas*. Básicamente, no puedes equivocarte con la cúrcuma, el hinojo y un poco de cilantro.

Pura materia de sabor: Los Rasas

El *Ayurveda* tiene seis gustos diferentes *(Rasa)*. Todos ellos tienen un efecto muy individual en nuestro metabolismo y nuestra conciencia. Pueden causar reacciones espontáneas en el cuerpo y también en la psique, como relajación, acidez estomacal, calor, ira o alegría. Juegos de palabras como "estar amargamente enojado" y "estoy enojado" dejan claro que los diferentes sabores, además de la buena influencia en la digestión y la digestibilidad, también tienen un efecto considerable en nuestro interior.

Qué bien:

Efecto: Genera un sentimiento de satisfacción, da alegría y energía, actúa como un refuerzo del sistema inmunológico, está involucrado en los procesos de regeneración del cuerpo

Ejemplos de alimentos: Plátanos, dátiles, zanahorias, miel, batatas, anacardos...

Ácido:

Efecto: Agudiza la concentración, fortalece el corazón, estimula la digestión y la excreción, contrarresta los gases

Ejemplos de alimentos: limón, pomelo, chucrut, tomates, yogurt

Salado:

Efecto: Calma los nervios, inhibe los sentimientos de ansiedad, mejora el sentido del gusto, tiene un ligero efecto laxante y hace que los tejidos del cuerpo sean más flexibles.

Ejemplos de alimentos: Algas, salsa de soja y sales

Afilado:

Efecto: Causa impulso y pasión, promueve la circulación de la sangre, aumenta la temperatura corporal, causa la sudoración y estimula el metabolismo

Ejemplos de alimentos: Chili, jengibre, ajo, rábano, rábano y cebolla

Amargo:

Efecto: Limpia el cuerpo y el alma, actúa como antibacteriano, antiinflamatorio y quemador de grasa.

Ejemplos de alimentos: Radicchio, endibia, achicoria y chocolate negro

Herbes:

Efecto: Calmante durante las rabietas, es antiinflamatorio, expectorante y digestivo

Ejemplos de alimentos: nuez, cohete, granada, arándano

Las tres figuras clave en el Ayurveda

En general, los tres *doshas Vata* (se pronuncia "waata"), *Pitta* (se pronuncia con una "i" corta) y *Kapha* (como "kaffa") se utilizan para diferenciar los tipos de constitución, pero detrás de los *doshas hay* un mundo propio.

Los *Doshas* representan el enfoque central de la enseñanza ayurvédica. Además de la determinación de la constitución física, son la base de una parte importante de la fisiología (enseñanza de las funciones del cuerpo), la patogénesis (enseñanza del origen de las enfermedades físicas y mentales) y la terapia en la Medicina Tradicional India (TIM). La descomposición de los alimentos y los efectos de los remedios, así como el arte de los *procedimientos de desintoxicación ayurvédica (*llamados *"Shodhana"* o *"Pancakarma")* siempre giran en torno al término "Dosha".

El objetivo del Ayurveda es siempre encontrar el equilibrio propio y holístico. Se trata de una introspección regular. Preguntas como *"¿Qué es lo que realmente me da buena energía y fuerza?"* o *"¿Cómo me siento en mi cuerpo?"*, así como *"¿Mi vida diaria me hace feliz en absoluto o, respectivamente, sigue siendo feliz?"*, respectivamente *"¿Qué me nutre en general - más allá del nivel físico - sobre una base mental y espiritual?"* ayudan a concentrarse en los aspectos individualmente beneficiosos de la vida y a darles una clara prioridad.

Una *dieta según el Ayurveda tiene el* efecto de debilitar y suavizar los *doshas dominantes* - idealmente las tres figuras clave armonizan entre sí. Así, los sistemas de órganos como el metabolismo, la digestión y la excreción, así como todo el tejido corporal, se mantienen lo más sanos posible y se previenen al mismo tiempo las enfermedades.

Los contrastes de los tres Doshas

Vata significa traducido como "viento". Esta energía se forma a partir del aire y el éter (llamada *Akasha)* y se define en el Ayurveda como el vacío o el espacio. El término puede ser visto como un área omnipresente del universo donde todo sucede y donde todo puede suceder). *Vata* representa el principio del movimiento en nuestro cuerpo.

Funciones principales: Para mantener intactos los movimientos necesarios para la vida, es decir, para mantener la respiración, el corazón y la digestión, el sistema nervioso, el sistema locomotor y el sistema inmunológico.

Perfil típico: La *persona Vata* es considerada muy sensible, pero en la vida diaria uno lo experimenta más bien como un contemporáneo agitado y nervioso. A menudo es propenso a problemas digestivos, suele tener bajo peso, tiende a tener la piel seca y se distingue particularmente por sus habilidades artísticas. *Los Vatas son más* propensos a enfermedades mentales y psicosomáticas.

Recomendaciones nutricionales: *Los Vatas* deben tener un efecto calmante en su *dosha* con lo que ingieren. Los alimentos calientes y cocinados, fácilmente digeribles, son beneficiosos. Las flatulencias deben evitarse. Los sabores ideales son salados, ácidos o dulces.

Las bebidas calientes son ideales, al igual que los platos calientes como gachas, guisos y sopas.

Los tipos de Vata deben evitar comer o saltarse comidas en la carretera.

Pitta puede traducirse como "bilis" y se origina en el elemento fuego con sólo una pequeña cantidad de agua. Pitta significa el principio de aplicación del nivel físico y mental.

Funciones principales: Para mantener funcionales todos los procesos metabólicos y digestivos del cuerpo, así como para preservar las capacidades mentales del ser humano.

Perfil típico: Las personalidades *Pitta* son muy dinámicas y naturalmente tienen un alto nivel de energía, tanto mental como física. Suelen tener un buen metabolismo y suelen tener una piel bien circulada. Se consideran bastante ofensivos y agresivos. Tienen tendencia a las inflamaciones, enfermedades de la piel e hiperacidez.

Recomendación nutricional: Las *pittas* deben equilibrar su *dosha* con medidas de enfriamiento. Debido a su buena digestión, pueden comer alimentos fríos y calientes e incluso comidas más pesadas. Como el único de los tres *doshas,* la comida cruda tiene un efecto positivo en el *pitta.* Los sabores ideales son agrios, amargos y dulces. La *persona Pitta* debe comer muchas verduras, frutas y carbohidratos, así como proteínas, pero no demasiadas grasas.

Este tipo de constitución debe evitar definitivamente los alimentos demasiado ácidos o picantes, como los alimentos fritos, las frituras o las porciones demasiado grandes. Además, deben evitar el alcohol, el café, la harina blanca y el azúcar en la medida de lo posible.

Kapha significa "baba" y se forma a partir de los elementos agua y tierra. Este *dosha* representa la estabilidad en todo el organismo.

Funciones principales: Le da al cuerpo descanso, resistencia y fuerza.

Perfil típico: El *pueblo Kapha se caracteriza* por una extraordinaria fuerza y estabilidad interior. A menudo son de constitución fuerte, tienen un sistema inmunológico muy bueno y una naturaleza tranquila y equilibrada. Los *Kaphas* tienden a ser perezosos y son propensos al sobrepeso.

Recomendaciones dietéticas: Como los tipos Kapha tienden a ser pasivos y cómodos, deben comer muchas verduras, legumbres, alimentos secos y especias calientes. Las bebidas calientes, pero no más de 1,5 litros por día, así como la comida caliente y cocinada son ideales. La carne sólo debe comerse con moderación y preferiblemente magra. Se recomiendan los sabores picante, amargo y agrio. Puede ser aconsejable desayunar muy tarde o - especialmente si la persona Kapha no tiene hambre por la mañana de todos modos - saltarse el desayuno completamente. "Ayunar un rato" y la ausencia de comidas le hace bien a los *Kaphas*. En general, este tipo de constitución debe evitar los alimentos fríos, grasos y pesados, los sabores dulces, ácidos y salados, los productos lácteos, los aperitivos y las cenas tardías.

Para los tres *doshas se* aplica lo siguiente: Sazonar bien la comida y no comer fruta fresca en las comidas (palabra clave: procesos de fermentación en el intestino). Para no perturbar ni "apagar" el "fuego digestivo", se recomienda no beber de una a una hora y media antes y después de la comida.

En la búsqueda del propio tipo de constitución - una prueba para el auto-examen

Según el Ayurveda, el conocimiento de la constitución individual es crucial para una vida sana y feliz. Si conocemos nuestra propia disposición, podemos influir en nuestras necesidades físicas así como en nuestro potencial mental y espiritual de forma positiva.

Los tres *Doshas* determinan las cualidades y expresiones de nuestro cuerpo, mente y alma - son impulsados por las diferentes energías de vida. Para equilibrar con éxito estas fuerzas, es aconsejable determinar primero el tipo de constitución personal mediante una autocomprobación, para luego abordar con eficacia las formas y alimentos nutricionales apropiados para el tipo propuesto.

¿Qué tipo de dosha eres? - La prueba

Con la ayuda de las siguientes preguntas sobre sus particularidades y las quejas o tendencias existentes, puede ver lo pronunciadas que son las tres constituciones en su caso. *Responda a las preguntas lo más espontáneamente posible con un sí o un no.* Para cada sí, escriba un punto.

Finalmente, simplemente suma el número de puntos que respondiste afirmativamente a cada uno de los tres *doshas*.

Tipo de Ayurveda: Vata

- ¿Su físico es más bien delgado, delicado, débilmente desarrollado, pequeño o grande?

- ¿Tiene poco peso y problemas para aumentarlo?

- ¿Sus rasgos son finos, delgados y delicados?

- ¿La textura de su piel es más bien sensible, a menudo seca, opaca y con zonas ásperas y escamosas?

- ¿Su cabello es tan delgado como seco y su cuero cabelludo es a menudo escamoso?

- ¿Sueles tener las manos frías? ¿Son pequeñas, delicadas, agrietadas y tienen articulaciones estrechas y salientes y venas sobresalientes?

- ¿Está más a menudo nervioso, olvidadizo, ansioso y/o abrumado?

- ¿Tiene tendencia a las fluctuaciones de humor y energía, a menudo se siente vacío y agotado?

- ¿Sueles tener problemas para dormirte y/o dormir toda la noche?

- ¿Sufres a menudo de problemas digestivos como flatulencias, hinchazón, presión estomacal, etc.?

Puntos

Tipo de Ayurveda: Pitta

- ¿Su cuerpo es bastante bien proporcionado y atlético?

- ¿Tienes un peso de normal a ideal con buena musculatura?

- ¿Su cara es de tamaño medio, rojiza y tiene rasgos más bien afilados?

- ¿Tiene una piel sensible, ligeramente enrojecida y caliente?

- ¿Suele sudar y a menudo tiene la cabeza caliente?

- ¿Sus ojos son muy sensibles y se queman fácilmente o tiene una discapacidad visual?

- ¿Eres un perfeccionista y te pones a ti mismo y/o a otros bajo presión para actuar?

- ¿Tienes un gran apetito y reaccionas con ira e impaciencia cuando tienes hambre?

- ¿Los demás lo caracterizan a veces como terco, de mal genio y/o argumentativo?

- ¿Suele tener diarrea o decoloración de la orina o las heces (rojas, amarillas o verdosas)?

_____ **Puntos**

Tipo de Ayurveda: Kapha

- ¿Su constitución es robusta y tiende a aumentar de peso rápidamente?

- ¿Tu cara es más bien amplia, redonda y con rasgos suaves?

- ¿Tiene una piel relativamente gruesa y robusta con tendencia a la retención de agua?

- ¿Tienes un cabello fuerte y lleno que se engrasa rápidamente?

- ¿Tiene tendencia a una mayor formación de moco en los bronquios y/o senos paranasales?

- ¿Le gusta comer, a menudo, demasiado y sin control?

- ¿Se siente a menudo letárgico, cansado y con plomo?

- ¿No es usted particularmente ambicioso, sino más bien descuidado y cómodo?

- ¿Le gusta evitar el esfuerzo físico y los deportes si es posible?

- ¿Eres muy cariñoso y apenas puedes alejarte de las cosas viejas?

_____ **Puntos**

Prueba - Resultados

Sume el número de sus puntos en cada uno de los tres *doshas* individuales. El tipo con la puntuación más alta corresponde a su *Dosha dominante*. Por ejemplo, si tiene la mayoría de las respuestas afirmativas para *Vata*, entonces las descripciones y las recomendaciones correspondientes se aplican a usted.

Debido a que hay partes de *Vata, Pitta y Kapha* en cada uno de nosotros en una proporción de mezcla específica e individual, también es posible que haya alcanzado aproximadamente la misma puntuación en la prueba con dos doshas. En este caso, las dos descripciones constitucionales apropiadas se aplican a usted.

Este *test de Dosha* fue desarrollado por Kerstin Rosenberg, *especialista en Ayurveda, autora de* libros y conferenciante en la Academia *Europea de Ayurveda.*

La comida y la bebida mantienen el cuerpo y el alma juntos

La nutrición *ayurvédica* tiene como objetivo estimular el metabolismo, **desintoxicar** el organismo y descomponer el exceso de grasa de manera sostenible.

Pérdida de peso apropiada con el Ayurveda

Suave, saludable y sin el efecto yo-yo, *la nutrición ayurvédica* puede ayudarte a reducir el peso con éxito. Sin el cansado recuento de calorías, puedes lograr tu propio peso saludable y sentirte bien en general.

Como se explica en el capítulo II "El hombre es lo que come", el *suministro de alimentos ayurvédicos* se centra en una dieta lacto-vegetariana.

Durante la implementación ayuda a conseguir la literatura acompañante adecuada, por ejemplo en forma de un **libro de cocina ayurvédica**.

Mientras que las dietas habituales por un lado hacen no sólo promesas falsas sino también insalubres al hacer caer muchos kilos en poco tiempo, por otro lado las personas con las más curiosas "curas de adelgazamiento" están literalmente "amontonadas", diferente en el *Ayurveda*, donde el enfoque se basa en una nutrición constitucionalmente correcta.

Cada *Dosha* - no importa si es *Vata, Pitta o Kapha* - tiene su propio contorno y por consiguiente su típica distribución de grasa corporal. Por lo tanto, el Ayurveda no juzga su éxito en la pérdida de peso por las básculas, sino que también comienza aquí con las diferentes constituciones.

Al dominar un *Vata,* uno tiende a ser más propenso a la grasa abdominal, mientras que el *hombre Pitta es más propenso a las nalgas* y las caderas. Sólo el *tipo Kapha* se vuelve redondo en todas partes: en la cara, en los hombros, brazos, piernas, vientre... en todas partes. Así una *persona Kapha* fuerte y saludable nunca se convertirá en un *ser Vata delicado* o un *tipo Pitta* atlético. Entender y aceptar esto al principio puede desilusionar a muchas personas dispuestas a perder peso, pero también puede motivarlas a sacar lo mejor de su propio tipo.

Desde un punto de vista ayurvédico, el sobrepeso es a menudo un exceso de *Kapha dosha.* Los alimentos con *componentes de Kapha* son ricos, pesados y dulces. El primer paso es reducirlos fundamentalmente para perder peso con éxito y de forma permanente.

Consejo: Coma principalmente alimentos fácilmente digeribles, calientes y cocinados, principalmente verduras y legumbres. También podrías considerar comer sólo dos comidas al día. Recuerde: "Bien condimentado, es medio ganado" - con especias picantes y amargas, como chile, jengibre, mostaza, ajo y canela, debe completar su dieta todos los días. También puedes estimular tu metabolismo con hierbas como la baya, el triphala y el tricatu. En lugar de los productos lácteos comunes, pruebe las alternativas veganas como la soja, el arroz o las bebidas de almendra. Básicamente, debe consumir todos los aceites y grasas sólo en pequeñas cantidades.

Más consejos para el éxito

* Empieza el día con un **agua de limón y miel**

Preparación: 1/2 litro de agua caliente (máx. 40 °C), 1TL de miel orgánica, jugo de un pequeño medio limón orgánico (aprox. 1TL)

Mezcla todo y bebe con el estómago vacío.

Esta poción ayuda a la digestión, aumenta el consumo de energía y también fortalece el sistema inmunológico.

---

* La **cena** debe ser no más tarde de las 7 pm. Después de eso, la potencia digestiva disminuye y el cuerpo vuelve a acumular *Kapha*. Se recomienda comer sólo un poco de pan por la noche. Aún mejor es una sabrosa sopa de verduras con, por ejemplo, lentejas enriquecidas o judías mungo.

* Intente incorporar el **ejercicio** en su rutina diaria, por ejemplo, subiendo las escaleras en lugar del ascensor, yendo en bicicleta al trabajo en lugar de conducir, o caminando alrededor de la manzana durante su hora de almuerzo. Lo ideal sería que también participaras en actividades deportivas 2-3 veces a la semana, como caminar, andar en bicicleta, nadar o bailar durante al menos 30 a 60 minutos - encuentra algo que te guste.

* Frotar en seco **todas las mañanas** con un guante de masaje tiene un efecto muy vigorizante y vitalizador. Los movimientos circulares en brazos, piernas y glúteos con una ligera presión estimulan la circulación y el flujo linfático. Esto apoya a la piel en sus procesos de limpieza y renovación y puede contrarrestar la celulitis.

Tómese el tiempo suficiente para cuidar de su nutrición constitucional. No te pongas bajo una presión innecesaria y no olvides tratarte siempre con cuidado y respeto. Sólo caeremos en el desequilibrio si nos descuidamos o si las exigencias que nos hacemos a nosotros mismos, o que son una carga para nosotros desde el exterior, se vuelven más grandes y poderosas que la atención que prestamos a nuestro bienestar. Sólo la falta de "autocuidado" nos da la razón para empezar a mordisquear o para estar satisfechos con la comida rápida.

Curar ciertas enfermedades y prevenirlas

Según el Ayurveda, no sólo digerimos nuestra comida, sino también el estrés y los sentimientos negativos. Una dieta y un estilo de vida saludables y apropiados para el tipo de persona constituyen la base de toda prevención de la salud.

En el *Ayurveda,* todos los síntomas de la enfermedad se consideran como diferentes expresiones de los *doshas acumulados* en nuestros tejidos corporales (*dhatus*). Con la nutrición ayurvédica se puede incluso influir positivamente en enfermedades crónicas y ya existentes desde hace mucho tiempo, como los trastornos del sueño, los trastornos de ansiedad, la migraña, la hipertensión, las enfermedades gastrointestinales, la diabetes de tipo II y el reumatismo.

Una dieta sana y apropiada desde el punto de vista constitucional abastece a todo nuestro organismo y le proporciona todo lo que necesita, por un lado para compensar los déficits que han surgido (por ejemplo, debido a patógenos invasores, pequeñas grietas en la piel o "músculos doloridos") mediante procesos de regeneración y, por otro lado, para desencadenar fuerzas especiales en nuestro interior, por ejemplo las de la **autocuración**, que a su vez pueden contribuir al alivio de las dolencias o incluso a la recuperación completa.

Una "rutina de vida correcta" incluye, además del aspecto nutricional, factores como crear descansos oportunos, realizar una actividad profesional adecuada dentro de los límites de las propias capacidades, asegurar unidades regulares de ejercicio y relajación, así como un sueño suficiente, y no suprimir las necesidades naturales, incluso a nivel emocional.

Las diez reglas de oro

Una dieta según el *Ayurveda* no siempre tiene que ser implementada al cien por cien de inmediato. Las partes de las recomendaciones aquí descritas que son apropiadas para cada tipo de persona también pueden ser integradas en su vida cotidiana, de manera que pueda hacer algo bueno para su salud todos los días.

1. tres comidas al día, preferiblemente a horas fijas y sin bocadillos entre ellas

2. Siéntese mientras come y elija un lugar tranquilo para hacerlo. Mastica con cuidado y disfruta cada bocado.

3. Coma sólo cuando realmente tenga hambre y haya comido al menos hace 3 o 4 horas. No comas completamente lleno.

4. Comida principal y comida cruda al mediodía, cuando el *Agni* es más fuerte Mantén el desayuno pequeño y haz la cena con comida fácilmente digerible.

5. Prepare su plato con alimentos naturales y frescos y evite el uso de productos preparados, colorantes y conservantes.

6. un descanso de 12 horas para comer por la noche es ideal Eso significa la cena a las 7 p.m. y el desayuno de nuevo a las 7 a.m.

7. comer comidas predominantemente calientes, evitar las comidas y bebidas frías

8. Beba unos 2 litros de bebidas calientes al día, como agua hervida, agua de jengibre o agua de limón.

9. Añade especias digestivas a tus platos, como jengibre, hinojo, cúrcuma y cilantro.

10. Evitar el alcohol, el café, la harina blanca y el azúcar en la medida de lo posible.

Si nos cuidamos bien y estamos en equilibrio, podemos ir por la vida con entusiasmo y con toda la energía.

¡Le deseo mucha alegría y éxito! Tu Mahesh Kumar.

Recetas

100 recetas de una dieta ayurvédica para la autocuración y la desintoxicación.

Desayuno

Gachas de cúrcuma

Porciones: 2

Nivel de dificultad: fácil

ingredientes

- 2 cucharaditas de ghee
- ½ cucharilla de cúrcuma
- ½ Jengibre (fresco)
- 1 cucharadita de canela
- 50 g de copos de avena
- 300 ml de leche de almendra
- 1 cucharadita de puré de cacahuete
- Fruta (en temporada)

Preparación

1. Ponga una cucharadita de ghee en una olla. Calienta la olla. Añade las especias. Mezclar todo bien. Cocine la mezcla brevemente.
2. Vierte la leche y la avena en la olla. Mezcle todo bien y deje que la mezcla se cocine a fuego lento durante 5 minutos.
3. Quita la olla de la estufa. Tápalo y deja que la olla descanse un rato.
4. Lava la fruta y córtala en trozos pequeños.
5. Ponga el ghee restante en una cacerola y caliéntelo. Añade la fruta a la sartén. Sazonar con canela o cardamomo y saltear durante unos minutos a fuego lento.
6. Ponga las gachas en un tazón. Añada la fruta y sirva con una cucharadita de puré de cacahuete.

Crema de ciruela con dátil

Porciones: 2

Nivel de dificultad: fácil

ingredientes

- 200 g de dátiles secos
- 200 g de ciruelas secas
- 200 ml de crema de soja
- 1 cucharada de jengibre (fresco)

Preparación

1. Lava las ciruelas. Saca el hueso y corta la fruta por la mitad.
2. Quita la piedra de las fechas.
3. Coloca las ciruelas y los dátiles en un tazón o una olla. Añade agua y déjala reposar durante unas horas.
4. Exprime el jugo del jengibre y mézclalo en un tazón con la crema de soja.
5. Vierta el agua de la olla con las frutas y añada las frutas a la mezcla de soja. Deje que todo descanse durante media hora y luego sirva la mezcla de frutas.

Gachas de grano con fruta picante

Porciones: 2

Nivel de dificultad: fácil

ingredientes

- Un puñado de copos de avena
- Fruta (en temporada)
- 1 vaso de leche de avena
- Canela, hinojo, cardamomo, anís, clavo, canela...
- un poco de edulcorante
- 1 cucharadita de ghee

Preparación

1. Lava la fruta y córtala en trozos pequeños.
2. Pon una olla en la estufa y caliéntala. Añade todas las especias y estofalo todo brevemente con un poco de ghee.
3. Ponga la avena en la olla. Mezclar todo bien. Desglasear la mezcla con agua tibia (una pequeña taza es suficiente).
4. Deje que todo se cocine a fuego medio durante unos minutos.
5. Añade la leche de avena.
6. Cuando la mezcla se haya convertido en una papilla espesa, viértala en un tazón y sírvala.

La pasta de espelta con manzana

Porciones: 2
Nivel de dificultad: fácil

ingredientes

- 1 cucharadita de ghee
- 2 manzanas
- 1 puñado de escanda (tierra)
- Cardamomo (tierra)
- Canela (molida o en polvo)
- un poco de jengibre
- 1 cucharada de pasas de uva
- un poco de jarabe de arce

Preparación

1. Lava la fruta y rállala finamente.
2. Ponga la espelta en una olla con agua y llévela a hervir.
3. Añade las manzanas molidas, el cardamomo, la canela, el jengibre, las pasas, el ghee y el jarabe de arce a la olla. Mezclar todo bien.
4. Ponga la mezcla a hervir brevemente. Revuelva bien una vez más. Cuando la mezcla se haya convertido en gachas, retire la olla del fuego, ponga las gachas en un bol y sirva.

Quinoa verde de escanda

Porciones: 2

Nivel de dificultad: fácil

ingredientes

- 125 g de quinoa
- 125 g de escanda verde
- 1 manzana
- 1 bombilla
- 1 nectarina
- Un puñado de uvas
- Un puñado de arándanos
- una pizca de jarabe de agave
- Canela, cardamomo, clavos

Preparación

1. Lava la fruta y córtala en trozos pequeños.
2. Poner la espelta verde en una olla con agua y llevarla a ebullición. Reduzca el calor y deje que todo se cocine a fuego lento durante un cuarto de hora.
3. Calentar la quinoa en una segunda olla y dejarla hervir a fuego lento durante un cuarto de hora.
4. Quita la quinoa y la escanda verde de la estufa. Viértelos juntos. Limpia la olla ahora vacía. Ponga los trozos de fruta y caliéntelos.
5. Añade las especias y el jarabe de agave a la fruta. Mezclar todo bien. Añade la mezcla de quinoa de farro verde. Revuelva bien y caliente.
6. Sirva las gachas en un tazón a juego.

y trigo sarraceno

Porciones: 2

Nivel de dificultad: fácil

ingredientes

- 6 cucharadas de alforfón
- 1 manzana
- 125 g de arroz redondo integral
- albaricoques secos
- un poco de jugo de manzana
- un poco de ghee
- 1 cucharada de cacao
- cardamomo, jugo de limón, piñones, cáscara de limón rallada

Preparación

1. Lava la manzana y córtala en pequeños trozos. Corta los albaricoques en pequeños trozos también.
2. Ponga el jugo de manzana en una olla y caliéntelo. Ponga los trozos de fruta en la olla. Añade el ghee, la cáscara de limón rallada, el cardamomo y el cacao. Mezclar todo bien.
3. Elimina la mezcla con un poco de agua caliente.
4. Asar el alforfón en una sartén sin grasa y luego ponerlo en la olla. Añade el arroz. Revuelva bien y cocine la mezcla a fuego lento brevemente.
5. Sirva las gachas en un tazón a juego. Espolvorea un poco de cacao encima.

Gachas de mijo con miel

Porciones: 2

Nivel de dificultad: fácil

ingredientes

- 125 g de copos de avena
- 125 g de copos de coco
- 125 g de harina de coco
- 1 cucharadita de ghee
- un poco de anís estrellado
- un poco de leche de coco
- una pizca de jarabe de arce

Preparación

1. Ponga el ghee en una cacerola y caliéntelo hasta que se haga líquido.
2. Ponga los copos de avena en la sartén y áselos.
3. Añade una cucharada de copos de coco y la leche de coco a la sartén. Revuelva todo bien.
4. Endulce las gachas con un poco de jarabe de arce, viértalas en tazones a juego y sírvalas. Adorne las gachas con algunos trozos de fruta si es necesario.

Quinoa Mung Dosa

Porciones: 2

Nivel de dificultad: fácil

ingredientes

- 75 g de quinoa
- 75 g de judías mungo
- 2 cucharadas de harina de garbanzo
- 1 pizca de sal
- 1 cucharadita de semillas de comino
- ½ TL Semillas de mostaza
- 2 cucharadas de aceite vegetal
- 1 pizca de cúrcuma

Preparación

1. Ponga los frijoles mungo y la quinua en un tazón. Llénese de agua y deje que todo se vaya durante la noche.
2. Drena el agua. Ponga los frijoles y la quinua en una jarra de la licuadora. Añade 2 cucharadas de harina de garbanzos, así como las semillas de mostaza, cúrcuma y sal y haz un buen puré.
3. Forma bolas de la masa y presiónalas sobre una tabla.
4. Freír los pasteles planos en una sartén con aceite caliente durante 5 minutos por cada lado y luego servir.

Gachas de mijo

Porciones: 2

Nivel de dificultad: fácil

ingredientes

- 50 g de mijo
- ½ cucharilla de cúrcuma
- 1 cucharada de pasas de uva
- 1 pizca de canela
- 1 pizca de cardamomo
- un poco de jugo de limón
- ½ Apple
- una pizca de jarabe de arce

Preparación

1. Lavar, pelar y cortar la manzana por la mitad. Retire la carcasa. Corta la media manzana en pequeños trozos.
2. Poner el mijo en una olla con agua (una parte de mijo, 3 partes de agua), llevar a ebullición y cocer a fuego lento durante unos minutos a fuego reducido.
3. Añade los trozos de manzana al mijo. Añade la cúrcuma, las pasas, la canela, el cardamomo, un poco de jugo de limón y el jarabe de arce. Mezclar todo bien.
4. Saque las gachas de la estufa, déjelas remojar y enfriar un poco y luego sírvalas en tazones que hagan juego.

Sémola de Cúrcuma

Porciones: 2

Nivel de dificultad: fácil

ingredientes

- ½ cucharilla de cúrcuma
- ¼ cucharadita de canela
- 1 pizca de cardamomo
- 1 pizca de jengibre (seco)
- 1 pizca de sal de roca
- 1 cucharada de azúcar de caña
- 125 g de sémola de espelta
- 4 Albaricoques (secos)
- 250 g de leche de almendra
- 4 cucharadas de semillas de granada

Preparación

1. Ponga la sémola en un bol con todas las especias. Mezclar todo bien.
2. Corta los albaricoques en pequeños trozos.
3. Calienta la leche de almendras en una pequeña olla hasta que hierva. Añade la sémola. Revuelva bien.
4. Quita la olla de la estufa. Añade los trozos de albaricoque. Revuelva de vez en cuando.
5. Tan pronto como la mezcla se haya enfriado, colóquela en los tazones correspondientes. Espolvorea canela y semillas de granada en la sémola y sirve.

Panecillos verdes

Porciones: 2

Nivel de dificultad: fácil

ingredientes

- 300 g de harina
- ½ Polvo de hornear Pck
- ¼ cucharadita de sal
- 50 g de mantequilla
- 125 ml de suero de leche
- 2 puñados de hierbas

Preparación

1. Cubre una bandeja de horno con papel de horno.
2. Precalentar el horno a 180 grados (aire en circulación).
3. Ponga la harina en un bol con el polvo de hornear y la sal. Mezclar todo bien. Ablanda un poco la mantequilla y añádela a la mezcla de harina.
4. Lava las hierbas, sécalas y pícalas en pequeños trozos. Entonces ponlos en un tazón de mezcla. Añade el suero de leche y hazlo puré bien.
5. Añade las hierbas a la masa y mézclalas bien. Si es necesario, añada un poco de suero de leche hasta que la masa se vuelva viscosa.
6. Formar unos 12 rollos de la masa. Córtalas y colócalas en la bandeja de hornear. Hornea los rollos durante unos 20 minutos hasta que estén crujientes.

Tortitas de espelta

Porciones: 2

Nivel de dificultad: fácil

ingredientes

- 250 g de harina de espelta
- 2 huevos
- 500 ml de leche
- un poco de ghee
- 1 pizca de sal

Preparación

1. Mezcla la harina de espelta en un bol con los huevos y la leche.
2. Calentar el ghee en una sartén. Tan pronto como el ghee esté líquido, use un cucharón para sacar la masa y viértala en la sartén.
3. Hornee el panqueque hasta que una mitad esté dorada, luego voltéelo con una espátula y hornéelo por el otro lado.
4. Ponga el panqueque terminado en un plato.
5. Continúa de la misma manera con los otros panqueques. Añade un poco de ghee a la sartén si es necesario.
6. Cuando todos los panqueques estén horneados, sírvelos aún calientes.
7. Esparcir con azúcar, mermelada de fruta o Nutella según el gusto.

Panqueques de cúrcuma

Porciones: 2

Nivel de dificultad: fácil

ingredientes

- 125 g de harina de espelta
- 125 g de harina de trigo
- 75 g de harina de garbanzos (tostada)
- 1 cucharadita de cúrcuma
- Sal
- un poco de ghee

Preparación

1. Mezcla las harinas, la cúrcuma y la sal en un tazón. Añade tanta agua hasta que tengas una masa gruesa.
2. Deje la masa cubierta en un lugar cálido durante media hora.
3. Ponga un poco de ghee en una cacerola y derrítala. Cuando el ghee se derrita y la sartén esté caliente, pon un poco de masa en la sartén y hornea el primer panqueque.
4. Dale la vuelta al panqueque. Cuando esté marrón claro, sácalo y ponlo en un plato. Continúa así. Añade un poco más de ghee a la sartén si es necesario.
5. Sirva el panqueque con un poco de azúcar o edulcorante, con jarabe de arce, miel o incluso salsa de manzana.

Pescado de mijo

Porciones: 2

Nivel de dificultad: fácil

ingredientes

- 125 g de mijo
- 1 Msp Asafoetida
- 1 Msp de cúrcuma
- 1 pizca de sal
- 125 g de crema
- un poco de ghee

Preparación

1. Poner el mijo en una olla con agua y hervirlo hasta que esté hecho. Añade la asafétida, la cúrcuma y la sal. Quita el mijo del fuego y deja que se enfríe un poco.
2. Vierta la crema en el mijo. Mezclar todo bien. Formar pequeñas bolas de masa con la mezcla de mijo.
3. Ponga un poco de ghee en una cacerola y caliéntelo. Hornea los panes de mijo hasta que estén bien hechos y ligeramente dorados.
4. Sirva el pan de mijo con curry de verduras y una salsa de pepino casera.

Pastel ayurvédico

Porciones: 2

Nivel de dificultad: fácil

ingredientes

- 150 g de almendras (molidas)
- 100 g de quark
- 60 g de mantequilla
- 70 g de jarabe de arroz
- 3 huevos orgánicos
- 1 cucharadita de polvo de hornear
- 3 cucharadas de polvo de café con cúrcuma (mezcla de especias con cúrcuma, vainilla y otras especias)
- 150 g de queso crema
- 2 cucharadas de cáscara de limón (rallada)

Preparación

1. Precalentar el horno a 180 grados (aire en circulación). Calienta un poco la mantequilla.
2. Mezcla la harina de almendras con el polvo de hornear y la cúrcuma en un bol. Luego agregue el quark, la mantequilla, el jarabe de arroz, los huevos, el queso crema y la corteza de limón. Mezclar todo bien.
3. Coloca la masa en un molde de primavera y hornea durante tres cuartos de hora.
4. Deja que el pastel se enfríe. Sáquelo de la bandeja de forma de resorte y sírvalo.
5. Si no tiene la mezcla de especias de cúrcuma a mano, mézclela usted mismo: 1 cucharada de cúrcuma, 1 cucharadita de jengibre (molido), ½ cucharadita de cardamomo, 1 cucharadita de vainilla (raspada de las

vainas), ½ cucharadita de canela y ¼ cucharadita de pimienta negra (recién molida).

La pasta de frijoles blancos

Porciones: 2

Nivel de dificultad: fácil

ingredientes

- 120 g de judías blancas (1 lata)
- 35 g de pasta de almendra
- 1 cucharada de crema fraiche
- Un puñado de nueces
- 4 ramitas de tomillo
- 1 bombilla
- un poco de jugo de limón
- sal, pimienta

Preparación

1. Escurra los frijoles y póngalos en una jarra de licuadora. Añade la pasta de almendras, la crema fresca, la sal y la pimienta y haz un puré.
2. Lava el tímpano, sécalo y córtalo con las nueces.
3. Lava la pera, quita las semillas y córtala en pequeñas rebanadas. Rocíalo con jugo de limón.
4. Ponga la pasta de frijoles en rebanadas de pan (preferiblemente de nuez). Ponga las rodajas de pera encima y viértalo sobre la mezcla de hierbas y nueces.

Aperitivos

Zanahorias caramelizadas

Porciones: 2

Nivel de dificultad: fácil

ingredientes

- 300 g de zanahorias
- 100 ml de jugo de manzana
- 1 cucharadita de aceite de sésamo
- 1 pizca de canela
- 1 cucharada de jarabe de arce
- 1 pizca de sal de roca

Preparación

1. Pele las zanahorias y córtelas en pequeñas tiras con un pelador.
2. Vierta el aceite de sésamo en una cacerola. Caliéntalo y añade las tiras de zanahoria a la sartén y fríelas ligeramente. Desglasear con el jugo de manzana y dejar que todo se cocine a fuego lento durante unos 5 minutos.
3. Añade el jarabe de arce, la canela y la sal de roca. Mezclar todo bien. Calienta la mezcla de nuevo hasta que se caramelice ligeramente. Entonces sirve las tiras de zanahoria.

Palos de Tempeh

Porciones: 2

Nivel de dificultad: fácil

ingredientes

- 300 g de Tempeh
- 300 ml de caldo de verduras
- 90 g de harina de garbanzo
- ½ TL sal de roca
- 100 g de coco rallado
- 4 cucharadas de aceite vegetal

Preparación

1. Prepare el caldo de verduras y luego viértalo en un tazón.
2. Precalentar el horno a 175 grados (aire en circulación).
3. Cortar el tempeh en palitos del grosor de un dedo y colocarlos en el caldo de verduras durante 12 minutos.
4. Ponga los copos de coco en un plato.
5. Cubre una bandeja de horno con papel de horno.
6. Mezclar la harina de garbanzos con sal y agua hasta formar una masa líquida. Mojar el tempeh en la masa, enrollar los copos de coco y colocarlos en el pergamino de hornear.
7. Deje que el aceite vegetal gotee en los palos y luego ponga la bandeja de hornear en el horno. Hornea los palos durante veinte minutos y luego sírvelos en un recipiente a prueba de fuego.

Pimentón asado con mezcla de hierbas

Porciones: 2

Nivel de dificultad: fácil

ingredientes

- 8 pimientos pequeños
- 1 diente de ajo
- 1 ramita de romero
- 1 pizca de chile
- el jugo de medio limón
- 2 cucharadas de aceite de colza
- un poco de sal de roca

Preparación

1. Precalentar el horno a 150 grados (aire en circulación). Cubre una bandeja de horno con papel de horno.
2. Pelar y cortar el ajo.
3. Lava el romero, sécalo y córtalo finamente. Entonces pon el romero en un pequeño tazón. Añade ajo, chile, sal, aceite de colza y limón y mézclalo bien.
4. Lava y corta los pimientos por la mitad y quita las semillas. Luego sumerge los pimientos en el adobo y colócalos en la bandeja de hornear. Hornea los pimientos marinados durante 20 minutos. Gira después de diez minutos.
5. Sirva los pimientos asados terminados en dos platos.

Puré de guisantes

Porciones: 2

Nivel de dificultad: fácil

ingredientes

- 3 patatas pequeñas
- ½ Shallot
- 250 g de guisantes (frescos o tk)
- 200 ml de caldo de verduras
- 1 cucharadita de aceite de colza
- 2 cucharadas de crema de soja
- 10 hojas de menta
- una pizca de sal de roca
- un poco de chile

Preparación

1. Prepara el caldo de verduras.
2. Pele las patatas y cocínelas en una olla con agua salada hasta que estén al dente. Drena el agua. Corta las patatas en pequeños cubos.
3. Pelar la chalota, cortarla en trozos finos y saltearla en una sartén con aceite caliente. Añade las patatas cortadas y los guisantes. Mezclar todo bien, sudar brevemente y desgasificar con el caldo vegetal.
4. Deje que la mezcla de verduras se cocine a fuego lento durante cuatro minutos. Añade la crema de soja y la menta. Mezclar todo y luego triturarlo finamente.
5. Sazonar el puré con la sal de roca y el chile y servir.

Hinojo, asado

Porciones: 2

Nivel de dificultad: fácil

ingredientes

- 4 tubérculos de hinojo
- 1 cucharadita de aceite de sésamo
- 2 cucharadas de jarabe de arce
- ½ TL sal de roca
- 1 pizca de canela
- 1 pizca de semillas de cilantro (molidas)

Preparación

1. Precalentar el horno a 200 grados (aire en circulación).
2. Cubre una bandeja de horno con papel de horno.
3. Pele los tubérculos de hinojo y córtelos en rodajas finas. Coloca las rebanadas en el papel de hornear.
4. En un pequeño tazón mezclar el jarabe de arce con la sal, la canela, las semillas de cilantro y el aceite de sésamo. Aplique esta mezcla con un pincel a las rodajas de hinojo.
5. Hornea las rebanadas de hinojo durante 20 minutos. Dale la vuelta a las rebanadas en la mitad de tiempo.
6. Sirva las rebanadas de hinojo terminadas en un tazón o en platos.

Espaguetis con pesto de ajo salvaje

Porciones: 2

Nivel de dificultad: fácil

ingredientes

- 80 g de ajo silvestre joven
- 100 g de parmesano
- 500 g de espaguetis orgánicos
- 1 cucharada de ghee
- 100 g de semillas de pino
- 150 ml de aceite de oliva
- ½ TL sal de roca
- ¼ Pimienta (recién molida)

Preparación

1. Lavar el ajo silvestre, secarlo y cortarlo en trozos pequeños.
2. Derretir el ghee en una sartén. Añade el ajo silvestre y estofado brevemente. Entonces pon el ajo silvestre en una taza de mezcla. Añade las semillas de pino y haz un puré con ellas. Mezcla la mezcla con el aceite de oliva. Sazone al gusto con sal y pimienta. Sazone un poco si es necesario.
3. Cocina la pasta en agua salada hasta que esté al dente. Vierta el agua y luego coloque los fideos en dos platos.
4. Vierta el pesto en la pasta y sirva.

Sopa de coco de espárragos

Porciones: 2

Nivel de dificultad: fácil

ingredientes

- 750 g de espárragos verdes
- 125 ml de leche de coco
- 1 cucharadita de jugo de limón
- Un pedazo de hierba de limón
- 1 rebanada de jengibre
- ½ TL Semillas de hinojo (molido)
- 1 cucharada de harina de garbanzo (asado)
- un poco de nuez moscada
- un poco de pimienta

Preparación

1. Quita la cabeza del espárrago. Pele los espárragos y córtelos en pequeños trozos.
2. Ponga los trozos de espárragos en una olla con agua caliente. Añade la rodaja de jengibre, las semillas de hinojo, la hierba de limón, un poco de sal y el jugo de limón. Mezclar todo bien y dejar que todo se cocine a fuego lento durante 12 minutos hasta que los espárragos estén cocidos.
3. Añade la leche de coco. Pescar la hierba de limón de la olla. Poner todo a hervir de nuevo.
4. Retire aproximadamente la mitad del líquido. Añade la harina de garbanzos. Haga puré la sopa y sírvala en dos tazones.
5. Decora la sopa con un poco de crema agria.

Arroz con frijoles mungo

Porciones: 2

Nivel de dificultad: fácil

ingredientes

- 200 2 cucharadas de arroz basmati
- 2 cucharadas de frijoles mungo (las lentejas amarillas y rojas también son una alternativa)
- 2 cucharaditas de Kapha Churna
- 1 cucharada de mezcla de hierbas
- una pizca de sal de roca

Preparación

1. Poner el arroz y los frijoles mungo en una olla con agua salada y cocer a fuego lento durante 60 minutos.
2. Drena el agua. Añade la churna. Añade un poco de sal y mézclalo bien.
3. En lugar de la especia Churna también se puede utilizar una mezcla de especias de ¼ TL cúrcuma, ¼ TL comino, ¼ TL cilantro y una Msp pimienta negra.
4. Poner la mezcla de arroz y frijoles en dos platos, espolvorear con las hierbas y servir.

Ensalada de lentejas de montaña

Porciones: 2

Nivel de dificultad: fácil

ingredientes

- 250 g de lentejas de montaña (lentes de Belugalin o lentes de placa marrón)
- 2 hojas de laurel
- 100 ml de vinagre balsámico
- 1 cucharadita de azúcar (si no se desea dulce 1 cucharadita de sal)
- 1 pequeño trozo de puerro (aprox. 6 cm de largo)
- un poco de aceite de oliva

Preparación

1. Enjuague las lentejas de montaña y póngalas en una olla con 1 l de agua. Añade el laurel y deja que todo se cocine a fuego lento durante unos 50 minutos.
2. Drena el agua. Vierta las lentejas en un tazón.
3. Añade el balsámico a las lentejas. Limpia el puerro, córtalo en rodajas muy finas y añádelo a las lentejas. Añade el azúcar y el aceite de oliva. Mezclar todo bien.
4. Cubrir la ensalada durante media hora y dejarla reposar en un lugar fresco, luego servir.

Chips de remolacha

Porciones: 2

Nivel de dificultad: fácil

ingredientes

- 400 g de remolacha
- 4 cucharadas de aceite de colza
- ¼ cucharadita de copos de chile
- 1 cucharadita de sal de roca
- 1 cucharadita de semillas de comino

Preparación

1. Precalentar el horno a 150 grados (aire en circulación).
2. Pelar y lavar la remolacha, secarla y cortarla en tiras muy estrechas.
3. En un pequeño tazón mezclar las escamas de chile con la sal de roca y la semilla de comino.
4. Cepille las rodajas de remolacha con aceite y espolvoree con la mezcla de especias.
5. Cubre una bandeja de horno con papel de horno. Coloca las rebanadas de remolacha en el pergamino de hornear y hornea durante 50 minutos. Gira las rebanadas de vez en cuando.
6. Ponga las papas terminadas en un tazón grande y sirva.

Sopa de suero de leche

Porciones: 2

Nivel de dificultad: fácil

ingredientes

- 125 g de harina de garbanzo
- 1 cucharadita de cúrcuma
- 1 cucharada de sal, hojas de cilantro
- 750 ml de suero de leche
- ½ TL Semillas de alholva
- 1 chile seco triturado (o ¼ TL chile en polvo)
- 1 Msp Asafoetida
- un poco de ghee

Preparación

1. Mezcle la harina de garbanzos con 125 ml de agua y deje que se hinche durante 5 minutos.
2. Añade la cúrcuma y la sal a la mezcla y bátelo todo con un batidor. ¼ de la mezcla con el suero de leche y ponerla a un lado.
3. Calienta 3 cucharadas de ghee en el wok. Formar pequeños grumos de la pasta de garbanzos y hornearlos en el wok.
4. En una segunda sartén, calentar el ghee y añadir las semillas de fenogreco con el chile y la asafétida. Desglasear con suero de leche y cocer a fuego lento. Añade la mezcla de suero de leche y guisantes. Mezcle bien todo y déjelo hervir a fuego lento durante unos 20 minutos. Revuelva una y otra vez.
5. Ponga el suero de leche en dos tazones. Añade la pasta de garbanzos. Adorne la sopa con cilantro y sirva.

Pokaras

Porciones: 2

Nivel de dificultad: fácil

ingredientes

- 125 g de harina de garbanzo
- 125 g de harina de trigo
- Msp polvo de hornear
- 80 ml de suero de leche
- algo de Garam Masala
- algo de cúrcuma
- una pizca de sal
- un poco de comino (tierra)
- 200 g de mezcla de verduras (zanahorias, coliflor, brócoli, chirivías, berenjenas, calabacines)
- un poco de ghee o aceite

Preparación

1. Mezcla las dos harinas. Añade el polvo de hornear, el garam masala, la cúrcuma, la sal y el comino. Mezclar todo bien.
2. Añada suero de leche y mezcle bien hasta obtener una masa espesa.
3. Limpia las verduras y córtalas en cubos muy pequeños. Mezcla esto en la masa y forma todo en pequeñas bolas.
4. Calentar el ghee (o el aceite) en una olla. Ponga las bolas en el aceite caliente y fríalas. Póngalos en un paño de cocina y sirva.

Sopa de zanahoria

Porciones: 2

Nivel de dificultad: fácil

ingredientes

- 500 g de zanahorias
- 1 cucharada de aceite de sésamo
- 1 cucharada de azúcar de caña entera
- ½ cucharada de caldo de verduras
- 1 cucharadita de jengibre (fresco, rallado)
- ½ Chili
- ½ Crema, orgánica
- un par de hojas de cilantro

Preparación

1. Prepara el caldo de verduras.
2. Calienta el aceite de sésamo en una sartén. Añade azúcar y deja que se caramelice. Añade los trozos de zanahoria a la sartén y saltéalos. Desglasear con agua y cocer a fuego lento hasta que las zanahorias estén firmes al morder.
3. Ponga las zanahorias en una jarra de licuadora y hágalas puré.
4. Vuelve a poner el puré de zanahoria en la olla. Añade el caldo de verduras, el jengibre y el chile. Mezclar todo bien y dejar que hierva brevemente.
5. Servir el puré en platos hondos y adornar con cilantro fresco.

Huevos en la reserva de remolacha

Porciones: 2

Nivel de dificultad: fácil

ingredientes

- 6 huevos
- 2 remolachas (frescas o ya cocinadas)
- 1 cebolla pequeña
- 200 ml de vinagre de manzana
- 40 g de azúcar
- 2 Cardamomo
- 1 estrella de anís

Preparación

1. Pela la remolacha y córtala en pequeños cubos. Cocínelos a fuego lento en una olla de agua durante 20 minutos. Si usas remolacha cocida, sólo tienes que cortarla en dados.
2. Hervir los huevos en una olla con agua durante 10-12 minutos. Luego se apagan con agua fría.
3. Pele la cebolla y córtela en pequeñas rebanadas.
4. Coloca la remolacha, la cebolla, el vinagre de manzana, el azúcar, el cardamomo y el anís estrellado en un tarro de conservas. Pele los huevos y póngalos en el tarro.
5. Ponga el tarro de conservas en el refrigerador durante medio día. Luego puedes sacar los huevos, cortarlos por la mitad y servirlos como entrante.

Sopa de lentejas

Porciones: 2

Nivel de dificultad: fácil

ingredientes

- 150 lentes rojas
- 400 g de trozos de tomate (1 lata)
- 400 ml de leche de coco (1 lata)
- 1 cebolla
- 2 dientes de ajo
- 1 cucharada de curry
- ½ cucharadita de chile
- Jengibre (4 cm)
- sal, pimienta
- un poco de ghee

Preparación

1. Pela la cebolla y córtala en pequeños cubos. Luego se fríen las cebollas en una sartén con ghee caliente hasta que se doren.
2. Pelar y cortar el ajo. Pela y corta el jengibre. Añade ambos a las cebollas y fríe durante 3 minutos.
3. Poner las lentejas en la sartén, saltearlas brevemente y desgasificarlas con 600 ml de agua. Añade trozos de tomate, sal y pimienta. Añade la leche de coco. Revuelva bien y cocine a fuego lento durante media hora.
4. Sazone a gusto y si es necesario añada sal y pimienta. Entonces sirve la sopa en platos hondos o en tazones.

Higo con mozzarella

Porciones: 2

Nivel de dificultad: fácil

ingredientes

- 8 higos
- 1 mozzarella
- 8 lonchas de jamón serrano
- 100 g de ensalada verde
- 2 cucharadas de vinagre balsámico
- 6 cucharadas de aceite de oliva
- 1 cucharada de jarabe de arce
- sal, pimienta

Preparación

1. Clasifica la ensalada, lávala y sécala. Disponga las hojas en dos pequeños platos o tazones.
2. Lavar los higos y luego cortar una cruz. Cortar la mozzarella en pequeñas rebanadas y pegarlas en los higos cortados. Coloca los higos en las hojas de la ensalada.
3. Ponga el jarabe de arce, el vinagre y el aceite de oliva en un pequeño tazón. Sazonar con sal y pimienta. Mezclar todo bien.
4. Llovizna el adobo sobre los higos y sirve.
5. Si quieres, puedes poner más migas de nueces en los higos.

Lechuga de cordero con castañas

Porciones: 2

Nivel de dificultad: fácil

ingredientes

- 100 g de castañas
- 1 manojo de ensalada de rúcula
- 2 naranjas
- 2 manzanas
- 4 cucharadas de aceite de oliva
- 3 cucharadas de vinagre balsámico (ligero)
- 1 cucharada de mostaza
- 1 cucharada de miel
- sal, pimienta

Preparación

1. Cortar una cruz en las castañas y hornearlas en el horno a 180 grados durante 25 minutos. Luego deja que las castañas se enfríen, pélalas y luego córtalas en pequeños cubos.
2. Clasifica la ensalada, lávala, sécala y colócala en una ensaladera.
3. Lava las manzanas. Quita el tallo y el núcleo y córtalos en pequeños trozos.
4. Pela las naranjas y córtalas en pequeños trozos.
5. Añade los trozos de naranja, manzana y castaña al cohete.
6. En un pequeño bol, mezclar el aceite de oliva con el vinagre balsámico, la mostaza, la miel y la sal y la pimienta. Añade el aderezo a la ensalada y sirve.

Caprese

Porciones: 2

Nivel de dificultad: fácil

ingredientes

- 50 g de piñones
- 60 g de Grana Padana (u otro queso duro)
- 300 g de tomates de cóctel
- 1 vaso de cuentas de Aceto Balsamico
- ½ Pote de albahaca
- 50 g de aceite de oliva
- 150 g de mini mozzarella
- sal, pimienta

Preparación

1. Asar los piñones en una sartén caliente sin aceite.
2. Lava la albahaca, sécala y pícala bien.
3. Corta la minimozzarella por la mitad.
4. Cortar el queso en trozos grandes y ponerlos en una jarra de licuadora. Añade el aceite de oliva, la albahaca, la sal y la pimienta y haz un puré.
5. Lava los tomates y córtalos una vez. Quita las semillas. Espolvorea los tomates con sal y pimienta. Coloca 3 cuentas de Aceto Balsamico en cada mitad y rellena el pesto en los tomates.
6. Coloca los tomates en un plato plano y coloca las rebanadas de mozzarella encima. Sírvelos así.

Ensalada de rúcula

Porciones: 2

Nivel de dificultad: fácil

ingredientes

- 100 g de ensalada de rúcula
- 40 g de cebollas
- 40 g de tomates
- 1 vaso de judías blancas
- ½ Diente de ajo
- 1 ramita de romero
- 1 cucharada de mostaza de Dijon
- 1 cucharada de jarabe de agave
- 3 cucharadas de vinagre balsámico (blanco)
- 1 cucharada de aceite de oliva
- sal, pimienta

Preparación

1. Clasifica la rúcula, lávala, sécala y ponla en una ensaladera.
2. Pela la cebolla y córtala en pequeños cubos. Pelar y cortar el ajo.
3. Lava los tomates. Quita el tallo y luego corta los tomates en cuartos.
4. Escurrir y enjuagar los frijoles.
5. Añade cebollas, ajo, tomates y frijoles al cohete.
6. En un pequeño tazón, mezcla la mostaza, el jarabe de agave, el vinagre y el aceite de oliva. Añade sal y pimienta. Mezclar. Vierte el aderezo sobre la ensalada y sirve.

Ensalada de col puntiaguda

Porciones: 2

Nivel de dificultad: fácil

ingredientes

- 400 g de zanahorias
- 100 cebolletas
- 1 kg de col puntiaguda
- 150 g de mayonesa
- 1 cucharadita de mostaza
- 4 cucharadas de jugo de limón
- ½ cucharilla de cúrcuma
- ¼ TL pimienta de cayena
- 75 Cacahuetes (tostados)
- sal, pimienta

Preparación

1. Pele las zanahorias y córtelas en tiras con un pelador. Ponlos en una ensaladera.
2. Lava las cebolletas. Quita la base del tallo y corta las cebollas en anillos estrechos.
3. Lavar, pelar y rallar finamente el repollo puntiagudo. Añade los trozos de cebolla rallada y los trozos de cebolla a las zanahorias.
4. Mezcla mayonesa, mostaza, jugo de limón, cúrcuma, pimienta de cayena y pimienta en un tazón. Añade el aderezo a la ensalada.
5. Aplica las nueces sobre la ensalada y sirve la ensalada de esta manera.

Ensalada de hinojo y mozzarella

Porciones: 2

Nivel de dificultad: fácil

ingredientes

- 60 g de granos de avellana
- 1 naranja orgánica
- 2 tubérculos de hinojo
- 125 g de mozzarella
- 6 cucharadas de aceite de avellana
- 2 cucharadas de vinagre de vino
- 1 cucharadita de copos de chile
- 2 ramitas de tomillo de limón
- sal, pimienta

Preparación

1. Tostar los granos de avellana en una sartén sin grasa.
2. Pele la naranja y córtela en pequeños trozos.
3. Lava el tomillo, sécalo y pícalo bien.
4. Lavar y pelar el hinojo y luego rallarlo con un cortador de verduras en pequeñas escofinas.
5. Corta la mozzarella en pequeños cubos y colócala en una ensaladera. Añade los trozos de naranja y el hinojo rallado también.
6. En un pequeño tazón, mezcla el aceite de avellana, el vinagre de vino y el chile con el tomillo. Añade sal y pimienta y añade el aderezo a la ensalada.
7. Déjelo reposar en un lugar fresco durante una o dos horas y luego sírvalo. Ponga los granos de avellana sobre la ensalada.

Los platos principales

Patatas con semilla de amapola

Porciones: 2

Nivel de dificultad: fácil

ingredientes

- 750 g de patatas (cerosas)
- 2 cebollas
- 2 cucharaditas de Panch Puron (mezcla de especias ind.)
- 2 cucharadas de semillas de amapola
- 3 chile
- algo de aceite
- Sal

Preparación

1. Pela las cebollas y córtalas en pequeños cubos. Pele las patatas y córtelas en pequeños cubos.
2. Ponga las semillas de amapola, el chile y un poco de agua caliente en un mortero para hacer una pasta.
3. En una sartén con aceite caliente, añade el Panch Puron. Después de un minuto agregue las cebollas y fríalas hasta que se doren.
4. Después de unos 4 a 6 minutos agregue los pedazos de papa. Revuelva todo bien. Añade un poco de sal a la mezcla.
5. Si la mezcla está demasiado seca, añada un poco de agua. Deje que todo se cocine a fuego lento durante un cuarto de hora.
6. Cuando las papas estén listas, agregue las semillas de amapola y un poco de agua. Deje que todo se cocine a fuego lento durante unos minutos y luego sirva.

Huevos revueltos con tofu

Porciones: 2

Nivel de dificultad: fácil

ingredientes

- 220 g ajwain
- Asafétida
- un poco de comino (tierra)
- algo de cúrcuma
- 2 cucharadas de semillas de mostaza (negras)
- Un poco de ghee
- Jengibre (1 pieza de 2 cm de largo)
- 1 lata de trozos de tomate
- Sal
- 100 g de tofu

Preparación

1. Mortero el ajwain. Corta el tofu en pequeños cubos.
2. Pela y corta el jengibre.
3. Mezcla el ajwain, la asafétida, la cúrcuma y un poco de agua tibia hasta que se forme una pasta.
4. Asar las semillas de mostaza en una sartén con ghee caliente hasta que revienten. Añade la pasta, así como el comino, la cúrcuma y el jengibre.
5. Añade los trozos de tomate y una pizca de sal. Deje que todo se cocine a fuego lento durante 4-6 minutos.
6. Añade el tofu. Mezclar todo bien. Deje que todo se cocine a fuego lento durante otros 4 minutos y luego sirva.

Col blanca asada

Porciones: 2

Nivel de dificultad: fácil

ingredientes

- ½ Col blanca
- 3 cucharadas de semillas de mostaza
- algo de cúrcuma
- un poco de ajwain
- un poco de comino
- un poco de ghee
- Sal

Preparación

1. Limpia la col blanca. Quita el tallo y las hojas exteriores. Lava las otras hojas con cuidado y córtalas en pequeños trozos.
2. Asar las semillas de mostaza en una sartén con ghee caliente hasta que revienten.
3. Mezcla ajwain, cúrcuma, comino y un poco de agua en una pasta de especias. Añade esto a la sartén. Mezclar todo bien.
4. Ponga el repollo en la sartén. Una vez más mezclar todo bien.
5. Fríe el repollo hasta que esté hecho. Sazone con sal si es necesario.
6. Sirve el plato en platos planos.

Repollo Sabji

Porciones: 2

Nivel de dificultad: fácil

ingredientes

- 1 tubérculo de hinojo
- ½ Cabeza de col blanca
- 1 lata de trozos de tomate
- un poco de ajwain
- un poco de ghee
- un poco de comino
- algo de cúrcuma
- Sal

Preparación

1. Limpia la col blanca. Quita el tallo y las hojas exteriores. Lava las otras hojas con cuidado y córtalas en pequeños trozos.
2. Lavar y pelar el hinojo y luego rallarlo con un cortador de verduras en pequeñas escofinas.
3. Calentar el ghee en una sartén y añadir el hinojo, el ajwain y el comino y las tostadas.
4. Después de dos minutos agregue los trozos de tomate y sazone con cúrcuma y sal. Mezclar todo bien.
5. Deje que todo se cocine a fuego lento durante 4 minutos y luego agregue las hojas de col. Una vez más mezclar todo bien. Sazone al gusto y añada sal y pimienta si es necesario.
6. Deje que todo se cocine a fuego lento hasta que la col esté cocida y luego sirva el plato.

Curry de vegetales

Porciones: 2

Nivel de dificultad: fácil

ingredientes

- 1 tubérculo de hinojo
- un poco de comino
- un poco de ajwain
- 4 hojas de curry
- un poco de ghee
- 1 cucharada de semillas de mostaza (negras)
- alguna asafétida
- 400 g de mezcla de verduras (zanahorias, patatas, coliflor, también tk mercancías)
- Sal

Preparación

1. Lava y corta las verduras.
2. Lavar y pelar el hinojo y luego rallarlo con un cortador de verduras en pequeñas escofinas.
3. En un pequeño tazón, mezcla el ajwain, el comino, el hinojo, el curry y un poco de agua. También puedes usar un gran mortero.
4. Cocer a fuego lento las semillas de mostaza en una sartén con ghee caliente. Añade las hojas de curry, la pasta de especias y la mezcla de verduras.
5. Extinguir con un poco de agua. Añade el Asiafoeda y la sal.
6. Mezclar todo bien. Sazone al gusto y añada condimento si es necesario. Sirve el curry en platos hondos.

Curry de guisantes y zanahorias

Porciones: 2

Nivel de dificultad: fácil

ingredientes

- 200 g de guisantes (frescos o tk)
- 200 g de zanahorias
- un poco de comino
- un poco de cilantro (tierra)
- algo de cúrcuma
- 1 cucharada de semillas de mostaza
- Jengibre (pieza de 2 cm)
- 2 palitos de canela
- un poco de ghee

Preparación

1. Pele las zanahorias y córtelas en pequeños trozos. Colócalos en una ensaladera.
2. Hervir los guisantes y las zanahorias en una olla con agua salada. Entonces drene.
3. Mezcla el comino con cilantro, cúrcuma y un poco de agua (para hacer una masala).
4. Calentar el ghee en una sartén. Ponga las semillas de mostaza en la sartén y tuéstelas.
5. Tan pronto como los granos se rompan, añade el jengibre, los palitos de canela y el masala. Deje que todo se cocine brevemente. Mezclar todo bien.
6. Vierta la mezcla en las verduras. Revuelva bien una vez más. Sazone al gusto y añada sal y pimienta si es necesario.
7. Sirve el curry.

plato de remolacha

Porciones: 2

Nivel de dificultad: fácil

ingredientes

- 2 bolas de remolacha
- 1 estrella de anís
- 1 cucharada de semillas de fenogreco
- un poco de ajwain
- un poco de ghee
- 1 cucharadita de cáscara de limón (o limón orgánico rallado)
- un poco de anís
- 1 cucharada de jugo de limón
- una pizca de jarabe de agave

Preparación

1. Pele la remolacha, cocínela en una olla con agua salada hasta que esté cocida y luego córtela en pequeños cubos. Usa remolacha cocida, y luego simplemente córtala en dados.
2. En una sartén con ghee caliente, se fríen el anís estrellado, la semilla de fenogreco y el ajwain.
3. Después de unos 4 minutos agregue la remolacha. Mezclar todo bien.
4. Añade la cáscara de limón, el jugo de limón, el anís y el jarabe de agave a la sartén. Mezclar todo bien.
5. Deje que todo se cocine a fuego lento durante unos minutos y luego sirva.

Calabaza del wok

Porciones: 2

Nivel de dificultad: fácil

ingredientes

- ½ Calabaza
- un poco de comino
- 1 cucharada de semillas de fenogreco
- 1 tubérculo de hinojo
- un poco de ajwain
- 1 estrella de anís
- 3 clavos
- un poco de cilantro
- Ghee
- Sal

Preparación

1. Abrir la calabaza. Quita las semillas de una mitad y corta la carne en grandes trozos.
2. Lavar y pelar el hinojo y luego rallarlo con un cortador de verduras en pequeñas escofinas.
3. En una sartén con ghee caliente, añadir el comino, las semillas de fenogreco, el hinojo, el ajwain, el anís estrellado y el clavo. Mezclar todo bien y saltear.
4. Ponga la calabaza en la cacerola. Fríete brevemente. Desglosar con agua. Añade sal.
5. Deje que se cocine a fuego lento hasta que la calabaza esté cocida. Sazone al gusto y añada condimento si es necesario.
6. Sirve la calabaza en platos planos. Adorne con hojas de cilantro.

Verduras de horno con feta

Porciones: 2

Nivel de dificultad: fácil

ingredientes

- 200 1 manojo de eneldo
- 400 g de zanahorias
- 250 g de pimientos (rojos)
- 300 g de patatas
- 500 g de calabacines
- 300 g de berenjena
- 300 g de queso feta
- 2 cucharaditas de orégano
- 6 cucharadas de aceite
- sal, pimienta

Preparación

1. Precalentar el horno a 150 grados (aire en circulación).
2. Lava el eneldo, sécalo y pícalo bien.
3. Pele las patatas, los calabacines y las zanahorias y córtelas en pequeños cubos. Lava los pimientos. Quita la cubierta y corta los pimientos en pequeños cubos.
4. Cubre una bandeja de horno con papel de horno. Mezclar las verduras con el aceite en un bol y luego extenderlas sobre el papel de horno. Añade sal y pimienta. Hornea las verduras en el horno durante un cuarto de hora.
5. Espolvorea el feta sobre las verduras y hornea todo de nuevo durante otra media hora y luego sirve.

Paquetes de pasta y calabacín

Porciones: 2

Nivel de dificultad: fácil

ingredientes

- 300 g de pasta (Spirellis)
- 500 g de calabacines
- Un puñado de albahaca
- 2 dientes de ajo
- 2 cucharadas de aceite de oliva
- 200 g de gorgonzola
- sal, pimienta

Preparación

1. Cocina la pasta en agua salada hasta que esté al dente. Vierta el agua y luego coloque los fideos en dos platos.
2. Lava la albahaca, sécala y pícala bien. Pelar y cortar el ajo.
3. Pela el calabacín. Quita el núcleo con una cuchara. Luego corta el calabacín en pequeños trozos y colócalo en un tazón.
4. Ponga las hierbas, el ajo, el aceite de oliva, la sal y la pimienta en el tazón. Mezclar todo bien.
5. Formar cuatro cuadrados de papel de aluminio. Ponga los trozos de calabacín con la mezcla de hierbas en el centro de los cuadrados.
6. Amontonar la pasta sobre las verduras. Corta el gorgonzola y ponlo en la pasta. Ponga los paquetes en la parrilla durante 20 minutos.

Patatas hervidas con pepinos

Porciones: 2

Nivel de dificultad: fácil

ingredientes

- 500 g de patatas (de cocción firme)
- 500 g de pepinos
- 1 manojo de eneldo
- 40 g de cebollas
- 200 ml de crema
- 2 cucharadas de harina de espelta
- 2 cucharaditas de curry
- 2 cucharadas de aceite para freír
- sal, pimienta

Preparación

1. Pele las papas y córtelas en pequeños cubos. Lava el eneldo, sécalo y pícalo bien. Pela la cebolla y córtala en pequeños cubos.
2. Cocina las patatas en agua salada hasta que estén firmes al morderlas.
3. Pelar los pepinos. Córtalos por la mitad y quita el interior con una cuchara.
4. Luego se fríen las cebollas en una sartén con aceite caliente hasta que se doren. Añade los pepinos. Después de dos minutos, agregue la harina y el curry, sude y añada agua. Cuézalo a fuego lento durante cinco minutos. Revuelva de vez en cuando.
5. Añade el eneldo y la crema a la sartén. Mezclar todo bien. Deje que todo se cocine a fuego lento durante 5 minutos.

6. Añade las patatas. Sazonar con sal y pimienta. Deje que todo se cocine a fuego lento hasta que las papas estén listas. Entonces sirve.

Couscous al curry

Porciones: 2

Nivel de dificultad: fácil

ingredientes

- 50 g de cuscús
- ½ TL Curry
- 1 cucharadita de caldo vegetal (caldo en polvo)
- 1 cal orgánica
- 60 g de garbanzos
- 100 g de zanahorias
- 30 g de guisantes (Tk)
- 2 tallos de cilantro
- 1 cucharadita de aceite de coco

Preparación

1. Lava el cilantro, sécalo y córtalo finamente.
2. Enjuague un tubo de ensayo de 500 ml con agua caliente. Añade el cuscús, el curry y el caldo de verduras en polvo al vaso.
3. Pele las zanahorias y córtelas en pequeños trozos. Colócalos en una ensaladera. Descongelar los garbanzos, enjuagar brevemente y secar con papel de cocina.
4. Añade los garbanzos, los guisantes y las zanahorias al tarro. Añade el aceite de coco y el cilantro. Cierra el frasco y guárdalo en un lugar fresco durante unos días.
5. Ponga el cuscús en una olla y vierta 170 ml de agua caliente sobre él. Deje que se hinche durante unos 12 minutos. Añade un poco de sal.

6. Sirve el cuscús con las verduras del vaso.

Bolas de lentes de tofu

Porciones: 2

Nivel de dificultad: fácil

ingredientes

- 75 g de lentejas de montaña
- 150 g de tofu ahumado
- 50 g Panko (migas de pan grueso)
- 4 cucharadas de semillas de sésamo
- 4 cucharadas de aceite de oliva
- 1 huevo
- un poco de comino
- 1 cucharada de salsa de soja
- sal, pimienta

Preparación

1. Cocina las lentejas en agua salada hasta que estén firmes al morder. Drena el agua.
2. Corta 100 g de tofu en pequeños trozos y mézclalos con ¾ de las lentejas y la salsa de soja en un bol.
3. Desmenuce el tofu restante y mézclelo en otro bol con las lentejas restantes, el huevo, la harina panko, el comino, la sal y la pimienta hasta formar una masa gruesa y resistente.
4. Formar pequeñas bolas de la masa y enrollarlas en semillas de sésamo. Fríe las bolas en una sartén con aceite caliente y sírvelas. Servir con verduras de horno.

Pote de berenjena

Porciones: 2

Nivel de dificultad: fácil

ingredientes

- 3 berenjenas
- 1 cebolla
- 6 dientes de ajo
- 12 tomates
- 2 cucharadas de aceite de cacahuete
- 1 cucharada de canela
- 1 cucharada de curry
- unas pocas hojas de menta
- sal, pimienta

Preparación

1. Precalentar el horno a 220 grados (aire en circulación).
2. Lavar las berenjenas y cortarlas en rodajas de 1 cm de grosor. Pela la cebolla y córtala en pequeños cubos. Pelar y cortar el ajo.
3. Lava los tomates. Quita el tallo y luego corta los tomates en cuartos.
4. Cubre una bandeja de horno con papel de horno. Ponga las berenjenas encima y cocínelas en el horno hasta que estén doradas.
5. Fría las cebollas y el ajo en una sartén con aceite caliente. Añade los trozos de tomate y las especias. Cuézalo a fuego lento durante 25 minutos.
6. Ponga los trozos de tomate en un plato. Servir con las berenjenas. Adorne con hojas de menta.

Salsa de lenteja y azafrán con fideos

Porciones: 2

Nivel de dificultad: fácil

ingredientes

- 200 g de lentejas belugales
- 500 ml de caldo de verduras
- 3 hilos de azafrán
- 60 ml de vino blanco (seco)
- 300 g de hinojo
- 60 g de cebolla
- 250 ml de crema
- 300 g de pasta (Spirelli)
- sal, pimienta

Preparación

1. Prepara el caldo de verduras. Lavar y pelar el hinojo y luego rallarlo con un cortador de verduras en pequeñas escofinas. Pela y corta la cebolla en dados.
2. Poner las lentejas a hervir en el caldo de verduras y cocer a fuego lento durante 20 minutos hasta que estén hechas.
3. Cocina la pasta en agua salada hasta que esté al dente. Drena el agua.
4. Fría las cebollas en una sartén con aceite caliente hasta que se doren. Añade el hinojo, saltéalo y después de 12 minutos añade el vino blanco. Añade la crema y las lentejas. Sazonar con sal y pimienta.
5. Sazone a gusto y si es necesario añada sal y pimienta.
6. Ponga la pasta en los platos y sirva las lentejas con ella.

Curry de garbanzos

Porciones: 2

Nivel de dificultad: fácil

ingredientes

- 800 g de garbanzos
- 2 cebollas
- 1 trozo de jengibre (unos 2 cm de largo)
- 2 dientes de ajo
- 2 chiles (verdes)
- ½ cucharilla de cúrcuma
- 2 tomates
- 1 cucharada de cilantro
- 3 cucharadas de ghee
- 2 cucharaditas de Garam Masala
- 2 cucharadas de jugo de limón

Preparación

1. Escurre los garbanzos. Pela las cebollas y córtalas en pequeños cubos. Pelar y cortar el ajo. Pela y corta el jengibre. Cortar los chiles en trozos pequeños.
2. Fría las cebollas y el ajo en una sartén con ghee caliente hasta que se doren. Añade jengibre y cúrcuma. Revuelva bien.
3. Lava los tomates. Quita el tallo y luego corta los tomates en cuartos y colócalos en la sartén. Añade los garbanzos y el cilantro. Mezclar todo bien.
4. Añade el Garam Masala y el jugo de limón. Cuézalo a fuego lento durante unos minutos. Sazonar al gusto y si es necesario sazonar con sal y pimienta y servir.

Kanji de arroz

Porciones: 2

Nivel de dificultad: fácil

ingredientes

- Jengibre (1 cm)
- 100 g de arroz basmati
- 1 pizca de sal de roca
- 1 Msp de comino
- 1 Msp de cúrcuma
- 1 cucharada de pasas de uva

Preparación

1. Pela y corta el jengibre.
2. Ponga el arroz en una olla con agua hirviendo. Añade la sal, el jengibre, el comino y la cúrcuma. Mezclar todo bien.
3. Deje que todo se cocine a fuego lento durante unos 60 minutos a temperatura media.
4. Drena el agua. Mezcla las pasas con el arroz.
5. Sirva el arroz con pasas y disfrute. Servir con verduras fritas y una ensalada.

Pimientos asados con hierbas

Porciones: 2

Nivel de dificultad: fácil

ingredientes

- 8 pimientos
- 1 diente de ajo
- 1 ramita de romero
- 1 pizca de chile
- Jugo de limón (de medio limón)
- 2 cucharadas de aceite de colza
- Sal de roca

Preparación

1. Precalentar el horno a 180 grados (aire en circulación).
2. Exprime el limón. Pele el ajo y aplástelo (o muela). Lava el romero, sécalo y córtalo finamente.
3. Ponga el romero en un tazón. Añade el chile, los trozos de ajo, el zumo de limón, el aceite de colza y la sal. Mezcla todo bien hasta que tengas un escabeche.
4. Cubre una bandeja de horno con papel de horno.
5. Lava los pimientos, córtalos y corta la cubierta. Coloca las mitades de pimienta en el papel de horno y cepíllalas con el adobo, luego ponlas en el horno durante un cuarto de hora.
6. Saque los pimientos asados del horno y sírvalos con arroz kanji.

Saag Aloo

Porciones: 2

Nivel de dificultad: fácil

ingredientes

- 4 patatas (tamaño medio)
- 200 g de espinacas
- ½ Cebolla (roja)
- 1 cucharadita de aceite vegetal
- 1TL semillas de mostaza
- ½ tsp. comino
- ½ TL Garam Masala
- 1 cucharada de yogur de coco de soja
- ½ TL sal de roca

Preparación

1. Pele las papas y córtelas en pequeños cubos. Pela y corta la cebolla por la mitad y córtala en pequeños cubos. Lava y corta las espinacas.
2. Cocina las patatas en agua salada hasta que estén firmes al morderlas. Drena el agua.
3. Fría las cebollas en una sartén con aceite caliente hasta que se doren. Añade semillas de mostaza y comino. Después de 3 minutos agregue el Garam Masala, espinacas y papas. Mezclar todo bien. Deje que todo se cocine a fuego lento durante unos 10 minutos.
4. Añade el yogur y sazona con sal. Sazone al gusto y añada condimento si es necesario. Entonces sirve.

Soba Bowl

Porciones: 2

Nivel de dificultad: fácil

ingredientes

- 400 g de brócoli
- Jengibre (1 pieza de 1 cm)
- 100 g de espinacas pequeñas
- 250 g de fideos soba
- 3 cucharadas de tahini
- 1 cucharada de aceite de oliva
- 2 cucharadas de salsa de soja
- 1 cucharada de jugo de limón
- 1 cucharada de semillas de sésamo (tostadas)

Preparación

1. Corta el brócoli en florituras. Quita el tallo. Lava los floretes. Cortar los puntos malos con un cuchillo.
2. Lava las espinacas, sécalas con paños de cocina y córtalas finamente.
3. Pelar y rallar el jengibre.
4. Cocina la pasta junto con los ramilletes de brócoli en agua salada hasta que estén al dente. Drena el agua. Recoge 5 cucharadas de agua de cocina.
5. Ponga los fideos en una olla con el brócoli. Añade las 5 cucharadas de agua de cocción, así como el jengibre, las espinacas, el tahín, el aceite de oliva, la salsa de soja y el zumo de limón. Mezclar todo bien.
6. Caliente todo a fuego lento y déjelo hervir ligeramente.
7. Sirve el Soba Bowl en un tazón. Espolvorea las semillas de sésamo sobre el plato.

Hinojo asado

Porciones: 2

Nivel de dificultad: fácil

ingredientes

- 4 tubérculos de hinojo
- 2 cucharadas de jarabe de arce
- ½ TL sal de roca
- 1 pizca de canela (molida)
- 1 pizca de semillas de cilantro (molidas)
- 1 cucharadita de aceite de sésamo

Preparación

1. Precalentar el horno a 200 grados (aire en circulación).
2. Lavar y pelar el hinojo y cortarlo en tiras finas.
3. Ponga el jarabe de arce en un pequeño tazón. Añade la sal de roca, la canela, las semillas de cilantro y el aceite de sésamo. Mezclar todo bien.
4. Cubre una bandeja de horno con papel de horno. Extiende el hinojo sobre él y lo cepilla con el vendaje.
5. Ponga el hinojo en el horno durante 20 minutos. Entregar en la mitad del tiempo.
6. Ponga el hinojo caliente en un plato y sirva. Servir con un poco de arroz y una ensalada fresca.

Los garbanzos asados

Porciones: 2

Nivel de dificultad: fácil

ingredientes

- 180 g de harina de garbanzos
- 1 calabacín pequeño
- 1 cebolla pequeña
- 1 tallo de perejil
- 3 pizcas de comino
- 3 pizcas de cilantro (tierra)
- 2 pizcas de polvo de jengibre
- 200 ml de caldo de verduras
- 3 cucharadas de ghee
- Sal de roca

Preparación

1. Prepara el caldo de verduras.
2. Pela la cebolla y córtala en pequeños cubos. Lava el perejil, sécalo y córtalo en trozos pequeños. Pelar el calabacín y lavar la zanahoria. Rallar ambos finamente con un rallador de verduras.
3. Ponga la harina de garbanzos en un tazón. Añade el calabacín, la cebolla y los copos de zanahoria y mézclalos. Añade perejil, comino, cilantro, jengibre y sal. Vierta el caldo de verduras. Mezclar todo hasta obtener una masa dura y dejarla reposar cubierta durante un cuarto de hora.
4. Dale forma a la masa en asados redondos y fríelos en una sartén con ghee caliente. Después de 6-8 minutos están listos y pueden ser servidos. Servir con verduras al horno, arroz y una ensalada.

Sweets

godet mille crepe

Porciones: 2

Nivel de dificultad: fácil

ingredientes

- 300 g de harina de sarraceno
- 2 huevos
- 250 g de mascarpone
- 250 g de crema fraiche
- 1 limón orgánico
- 10 g de sal
- 140 g de azúcar
- algo de aceite

Preparación

1. Ponga la harina de alforfón en un bol. Añade los huevos, la sal, 50 g de azúcar y 750 ml de agua. Mezclar todo bien hasta obtener una masa líquida.
2. Fríe los crepes en una sartén con aceite caliente por ambos lados. Use un cucharón para verter la masa en la sartén. Ponga los crepes terminados en un plato.
3. Lava el limón con agua caliente. Frota la cáscara. Corta la fruta y exprime el zumo.
4. Ponga el jugo de limón en un tazón. Añade el mascarpone, la crème fraiche y el azúcar restante. Mezclar todo bien.
5. Esparce la crema en un crepe. Coloca otra crepa y esparce la crema sobre ella. Continúa así hasta que se agoten todas las crepes.

Parfait

Porciones: 2

Nivel de dificultad: fácil

ingredientes

- 80 g de granos de nuez
- 3 cucharadas de miel de acacia
- 300 g de crema
- 1 pck de crema endurecedora
- 3 cucharadas de azúcar de caña
- 2 cucharadas de aceite de semillas de calabaza

Preparación

1. Picar finamente las nueces y asarlas en una sartén sin grasa. Añade la miel y deja que se caramelice. Ponga ambos en un plato con papel de horno y deje que se enfríe.
2. Bate la crema y el endurecedor de la crema hasta que se ponga dura. Añade el azúcar y el aceite. Mezclar todo bien.
3. Ponga el film transparente en un molde de caja y rellénelo con la crema y las nueces. Ponga el molde en el congelador durante 4 horas.
4. Derriba el parfait. Deja que se descongele un poco. Córtalo en rodajas y sírvelo así.

Panqueques japoneses

Porciones: 2

Nivel de dificultad: fácil

ingredientes

- 60 g de harina
- 2 huevos
- ¼ TL Ceniza de sosa
- 1 cucharadita de polvo de hornear
- 180 ml de suero de leche
- 50 g de azúcar
- ½ TL Extracto de vainilla
- ¼ cucharadita de sal
- 2 cucharadas de aceite
- un poco de mantequilla

Preparación

1. Separa los huevos. Ponga las yemas de huevo, el suero de leche, la harina, el polvo de hornear, el bicarbonato de sodio, el azúcar, el extracto de vainilla, la sal y el aceite en un recipiente. Mezclar todo bien.
2. Bate las claras de huevo hasta que estén duras y dóblalas en la masa.
3. Ponga la mantequilla en una cacerola y caliéntela. Ponga la masa en la sartén caliente con un cucharón y hornee los panqueques de ambos lados hasta que estén dorados.
4. Ponga los panqueques terminados en un plato y sírvalos calientes.

Pan de banana

Porciones: 2

Nivel de dificultad: fácil

ingredientes

- 5 bananas
- 3 huevos
- 40 ml de aceite de coco
- 75 g de harina de espelta
- 50 g de nueces de nuez
- 1 cucharadita de polvo de hornear
- 1 cucharada de canela
- 1 cucharadita de polvo de vainilla
- 1 pizca
- 2 cucharadas de Halwa masala (mezcla de especias ayurvédicas)

Preparación

1. Precalentar el horno a 175 grados (aire en circulación).
2. Pele el plátano, tritúrelo bruscamente y póngalo en una jarra de licuadora. Añade el aceite de coco y los huevos. Mezclar todo bien.
3. Ponga la pasta de plátano en un tazón. Añade la harina de espelta, el polvo de hornear, la canela, la vainilla en polvo, la sal y el Halwa masala. Mezclar todo bien.
4. Llena la masa en un formulario de caja.
5. Picar las nueces de nuez y espolvorearlas sobre la masa.
6. Ponga la masa en el horno y hornee durante una hora.

Pastel de Matcha

Porciones: 2

Nivel de dificultad: fácil

ingredientes

- 80 g de mantequilla
- 50 g de azúcar
- 2 huevos
- 100 ml de leche
- 1 cucharada de polvo de Matcha
- mantequilla (o margarina para engrasar el molde)

Preparación

1. Precalentar el horno a 160 grados (aire en circulación).
2. Calienta la leche tibia. Añade el polvo de Matcha.
3. Separa los huevos.
4. Mezcla la mantequilla con 25 g de azúcar y 2 yemas de huevo. Añade harina y polvo de hornear. Mezclar todo bien.
5. Bate la clara de huevo con 25 g de azúcar hasta que esté dura y se dobla en la masa.
6. Engrasa un formulario de caja y rellena la masa.
7. Hornea el pastel durante media hora. Entonces deja que se enfríe un poco, dale la vuelta y sírvelo así.

Yogur de mango

Porciones: 2

Nivel de dificultad: fácil

ingredientes

- 1 mango
- 1 taza de yogur
- algo de cardamomo
- 1 cucharadita de azúcar de caña

Preparación

1. Exprime el yogur a través de un paño de lino.
2. Pele el mango y córtelo en pequeños trozos.
3. Ponga los trozos de mango, cardamomo y azúcar de caña en una licuadora y mézclelos bien.
4. Mezcla el yogur con el puré de mango y llena el yogur de mango en pequeños tazones. Sírvelo así.

Fideos dulces de vidrio

Porciones: 2

Nivel de dificultad: fácil

ingredientes

- Fideos de vidrio de 200g
- 400 ml de leche
- 1 cucharadita de ghee
- 2 hilos de azafrán
- algo de cardamomo
- 2 clavos
- 100 g de avellanas
- 100 g de granos de nuez
- 1 cucharada de pasas de uva
- 3 higos
- 3 fechas
- una pizca de jarabe de agave

Preparación

1. Pele los higos y los dátiles y córtelos en pequeños trozos.
2. Cortar las avellanas y las nueces en trozos pequeños.
3. Vierta la leche en una olla. Añade el azafrán, el cardamomo y una cucharadita de ghee. Cocina la pasta hasta que esté hecha.
4. Añade las nueces y los clavos. Deje que todo se cocine a fuego lento hasta que se haya espesado.
5. Añade los higos, los dátiles y las pasas y un poco de jarabe de agave. Sirve la pasta en dos platos hondos.

Crema de Raphaelo

Porciones: 2

Nivel de dificultad: fácil

ingredientes

- 250 ml de leche
- 50 g de coco rallado
- 6 cucharadas de jarabe de agave
- 20 g de almidón de trigo (por ejemplo: Mondamín)
- 6 cucharadas de crema

Preparación

1. Vierta la leche en una olla. Añade el coco rallado, el jarabe de agave y el almidón de trigo. Mezclar todo bien.
2. Deje que la mezcla hierva hasta que se forme una crema espesa. Añada la crema y mezcle bien una vez más.
3. Quita la crema de la estufa y deja que se enfríe un poco.
4. Sirve la crema en pequeños tazones.

Crema de mango

Porciones: 2

Nivel de dificultad: fácil

ingredientes

- 1 mango (maduro)
- 1 taza de crema batida (o crema de soja)
- 2 cucharadas de agua de rosas
- ¼ cucharadita de canela
- un poco de polvo de cardamomo
- 1 cucharadita de polvo de pudín
- un poco de jugo de mango

Preparación

1. Pele el mango, córtelo en pequeños trozos y hágalo puré.
2. Añade el jugo de mango, agua de rosas, canela, polvo de cardamomo y polvo de pudín. Mezclar todo bien hasta que se forme una crema.
3. Bate la crema batida hasta que esté dura y dóblala en la crema.
4. Mezclar todo a fondo una vez más. Llena la crema en dos tazones y sirve.

Almond Khir

Porciones: 2

Nivel de dificultad: fácil

ingredientes

- 125 g de almendras
- 625 g de leche
- ¼ TL Cardamomo
- 2 hilos de azafrán
- 125 g de azúcar
- 1 cucharadita de ghee
- 1 pizca de jengibre

Preparación

1. Remoje el azafrán en agua tibia durante 10 minutos.
2. Ponga las almendras con 125 ml de leche en un tazón de mezcla y mezcle.
3. Hierve los 500 ml de leche restantes. Añade cardamomo, mezcla de almendras, azúcar, ghee y jengibre. Poner todo a hervir y luego servir en tazas o vasos.

Bolas de sésamo

Porciones: 2

Nivel de dificultad: fácil

ingredientes

- 250 g de semillas de sésamo
- 125 g de azúcar de caña
- 2 Jengibre (secado, vendido como shunti)

Preparación

1. Asa las semillas de sésamo en una gran sartén sin aceite. No lo calientes demasiado.
2. Ponga a un lado 1 cucharada de semillas de sésamo. Mezcla el resto con el azúcar de caña y el jengibre, ponlo en una jarra de licor y hazlo puré.
3. Añade un poco de agua hasta que se forme una masa dura. Formar bolas con él.
4. Ponga las semillas de sésamo en un plato. Enrolla las bolas de sésamo en él y sirve.

Zanahoria Halva

Porciones: 2

Nivel de dificultad: fácil

ingredientes

- 200 g de zanahorias
- un poco de ghee
- algo de cardamomo
- 2 palitos de canela
- una pizca de jarabe de agave
- ½ Taza de crema
- 2 cucharadas de pasas de uva

Preparación

1. Pele las zanahorias y luego rállelas finamente.
2. Saltee las zanahorias ralladas en una sartén con ghee caliente. Desglasear con agua después de unos 12 minutos.
3. Añade el cardamomo, los palitos de canela y el jarabe de agave. Revuelva bien y deje que todo se cocine a fuego lento durante unos minutos.
4. Añade la crema (o leche condensada). Deje hervir a fuego lento hasta que la mayor parte del líquido se haya evaporado. Añade las pasas. Mezcla bien y sirve.

El turrón de Ganesha

Porciones: 2

Nivel de dificultad: fácil

ingredientes

- 300 g de harina de garbanzo
- 200 g de azúcar de caña
- 300 g g ghee
- 3 cucharadas de nueces de anacardo
- 3 cucharaditas de canela
- 3 cucharaditas de jengibre (seco, molido)
- ½ TL Cardamomo
- 1 pizca de sal

Preparación

1. Tuesta ligeramente la harina de garbanzos en una sartén sin grasa. Revuelva constantemente.
2. Añade el ghee. Cuando el ghee se derrita, mézclalo bien.
3. Añade el azúcar de caña, la canela, el jengibre, el cardamomo y la sal. Una vez más mezclar todo bien. Asar la mezcla durante unos 2 minutos.
4. Si la mezcla está demasiado seca, añada un poco de ghee.
5. Añade los anacardos. Mezclar todo bien.
6. Quita la sartén de la estufa. Vierta la mezcla en un trozo de papel de horno. Cuando la mezcla se haya endurecido, rompe grandes trozos con un cuchillo y sirve.

Postre pakistaní

Porciones: 2

Nivel de dificultad: fácil

ingredientes

- 400 ml de leche
- 200 g de fideos chinos (sin huevo)
- un poco de jarabe de agave
- 2 cucharadas de polvo de vainilla
- algo de cardamomo
- 2 palitos de canela
- un poco de ghee
- 4 cucharadas de uvas
- 2 cucharadas de almendras

Preparación

1. Lava las uvas y sécalas ligeramente con papel de cocina. Picar finamente las almendras.
2. Poner la leche en una olla y llevarla a hervir. Añade el jarabe de agave, el cardamomo, el polvo de vainilla y los palitos de canela. Mezclar todo bien y ponerlo a hervir brevemente.
3. Ponga el ghee en un wok para que se derrita. Cortar los fideos por la mitad (romperlos) y ponerlos en el wok. Vierta la leche. Añade las uvas y las almendras. Cocina hasta que los fideos estén cocidos y sirve.

Dulce seducción

Porciones: 2

Nivel de dificultad: fácil

ingredientes

- un poco de tahini
- una pizca de jarabe de agave
- 2 cucharadas de leche en polvo
- 1 cucharada de agua de rosas
- Polvo de cardamomo de 1TL
- un puñado de dátiles (secos)
- 1 taza de crema de soja
- 4 cucharadas de avellanas

Preparación

1. Cortar las avellanas finamente.
2. Derretir el tahini en una sartén. Añade el jarabe de agave, la leche en polvo, el agua de rosas y el polvo de cardamomo. Siempre revuelva y añada tanta agua de rosas hasta que la leche en polvo se disuelva bien.
3. Corta los dátiles en pequeños trozos y ponlos en la sartén. Remueve bien y quita la sartén del fuego.
4. Vierte la mezcla en un pergamino para hornear y espolvorea con las nueces. Deje que se enfríe y luego sirva.

Bebidas

Agua de jengibre

Porciones: 2

Nivel de dificultad: fácil

ingredientes

- ½ cucharadita de jengibre (molido)
- una rodaja de limón orgánico
- Agua

Preparación

1. Corta el jengibre en tiras estrechas.
2. Corta una fina rebanada de limón.
3. Ponga agua y vierta el agua caliente en una taza grande. Vierte el jengibre y el limón en la taza. Deje que se empapen unos minutos y luego disfrute de la bebida.

Lassi salado

Porciones: 2

Nivel de dificultad: fácil

ingredientes

- 1 cucharadita de sal de roca
- 1 taza de yogur
- 2 Msp de pimienta (molida)
- ½ tsp. comino

Preparación

1. Calienta un poco de agua. Sólo tiene que ser tibio.
2. Vierte el yogur en una jarra o jarro.
3. Añade la sal, la pimienta y el comino. Añade una taza de agua tibia. Mezclar todo bien.
4. Vierta la bebida en un vaso o taza y disfrute.

Clásico de la fresa

Porciones: 2

Nivel de dificultad: fácil

ingredientes

- 200 g de yogur
- 2 Msp de vainilla (pulpa de vainilla real, raspada)
- ¼ cucharadita de canela
- ¼ TL Clavel
- 2 cucharadas de bebida de almendra
- un puñado de fresas (frescas o tk)

Preparación

1. Selecciona las fresas, lávalas y quítales los tallos. Usar bayas congeladas, simplemente descongelarlas.
2. Vierte el yogur en una jarra o jarro.
3. Añade la bebida de almendras y añade canela, clavos y la pulpa de vainilla. Mezclar todo bien.
4. Corta las fresas en trozos pequeños y ponlos en la jarra. Añade una taza de agua tibia. Puréalo todo.
5. Vierta la bebida en un vaso o taza y disfrute.

Leche con especias

Porciones: 2

Nivel de dificultad: fácil

ingredientes

- ½ l Leche de almendras
- 2 Msp de cúrcuma
- 1 cucharada de jengibre
- 1 mg de cardamomo
- 1 Msp de pimienta
- 1 Msp de canela
- 1 Msp de vainilla (pulpa recién raspada)

Preparación

1. Vierta la leche de almendras en una olla.
2. Añade cúrcuma, jengibre, cardamomo, pimienta, canela y vainilla a la leche. Mezclar todo bien. Ponga la mezcla a hervir brevemente.
3. Quita la olla de la estufa. Deje que se enfríe un poco y luego vierta la bebida en dos tazas o dos vasos.

Banana-Limón Lassi

Porciones: 2

Nivel de dificultad: fácil

ingredientes

- Jugo de 4 limones
- 1 banana
- 2 cucharadas de agua de rosas
- ½ TL Cardamomo
- ½ cucharadita de canela
- 1 Msp de vainilla (pulpa recién raspada)
- 1 cucharadita de azúcar shakara
- unas cuantas hojas de menta

Preparación

1. Exprime los limones. Si es necesario, tamiza el jugo para quitar las semillas.
2. Pele el plátano y córtelo en cubos muy pequeños.
3. Ponga los pedazos de plátano en una jarra de licuadora. Añade el jugo de limón, agua de rosas, cardamomo, canela, vainilla y azúcar shakara. Haz un puré bien y vierte la mezcla en dos vasos o tazas.
4. Decora la bebida con las hojas de menta.

Mango Lassi

Porciones: 2

Nivel de dificultad: fácil

ingredientes

- 200 g de yogur (yogur orgánico)
- 3 cucharadas de azúcar shakara
- 3 Msp de cardamomo (tierra)
- 2 Msp de pulpa de vainilla
- 2 cucharadas de pulpa de mango (o algunos pequeños trozos de mango de una fruta madura)

Preparación

1. Ponga la pulpa de mango con el yogur y 75 ml de agua tibia en un vaso mezclador. Añade el azúcar, el cardamomo y la pulpa de vainilla. Haz un puré de todo bien.
2. Vierta la bebida en un vaso o taza y disfrute.
3. Consejos: En lugar de azúcar Shakara también puedes usar jarabe de dátiles orgánico. Sabe mejor con un mango maduro. Alternativamente, use la mezcla de frutas "Frucht Pur" con mango, que está disponible en las tiendas.

Saffron Lassi

Porciones: 2

Nivel de dificultad: fácil

ingredientes

- 1 taza de yogur
- 3 cucharadas de jarabe de arce
- 2 mg de cardamomo
- 2 Msp Ginger (tierra)
- 6 hilos de azafrán

Preparación

1. Ponga los hilos de azafrán en una taza de agua tibia durante media hora.
2. Pescar los hilos de azafrán fuera del agua. Vierta el agua en una jarra. Añade el yogur, el cardamomo y el jengibre. Mezclar todo bien.
3. Vierta la bebida en un vaso o taza y disfrute.

Chai

Porciones: 2

Nivel de dificultad: fácil

ingredientes

- 200 g de jengibre fresco (pieza pequeña)
- ¼ TL Cardamomo
- ¼ cucharadita de canela
- 250 ml de leche de almendra
- 4 cucharaditas de té negro (Ceilán o Asam, según el gusto)
- un poco de azúcar Sharka

Preparación

1. Pela y corta el jengibre.
2. Vierta la leche en una olla. Añade el jengibre, el cardamomo y la canela. Hierve la leche y luego sácala de la estufa.
3. Prepara el té negro con 250 ml de agua caliente. Déjalo reposar durante unos 3 minutos y luego sácalo.
4. Vierta el té y la leche en una jarra. Añade el azúcar. Mezclar todo bien.
5. Vierta la bebida en un vaso o taza y disfrute.

Té blanco con jengibre

Porciones: 2

Nivel de dificultad: fácil

ingredientes

- 500 ml de té blanco
- 2 cm de jengibre
- 1 cucharada de jugo de lima
- 2 cucharaditas de azúcar de flor de coco

Preparación

1. Vierta el té con agua caliente. Deje reposar durante 5 minutos y luego vierta (o quite la bolsita de té o el colador).
2. Pela y corta el jengibre.
3. Añade el jengibre al té y déjalo reposar durante otros 10 minutos.
4. Añade el jugo de limón y el azúcar de flor de coco.
5. Vierta la bebida en un vaso o taza y disfrute.

Sattvic Smothie

Porciones: 2

Nivel de dificultad: fácil

ingredientes

- 150 g de arándanos (frescos o Tk)
- 2 hojas de col rizada
- Un puñado de hojas de espinaca
- ½ Aguacate
- 1 cucharadita de jugo de limón
- Jengibre (pieza de unos 5 mm de largo)
- 1 cucharada de semillas de cáñamo
- 500 ml de agua de coco
- 1 pizca de canela
- 1 cucharada de jarabe de arce

Preparación

1. Clasifica y lava los arándanos.
2. Lava las hojas de col rizada y espinacas y córtalas en trozos más pequeños.
3. Pelar el aguacate y quitar el núcleo. Corta la fruta en grandes trozos.
4. Pela y corta el jengibre.
5. Coloca los arándanos, la col rizada, las hojas de espinaca y el aguacate en una jarra de la licuadora. También añade las semillas de cáñamo, agua de coco, canela, jarabe de arce y jengibre. Puréalo todo a fondo.
6. Vierta la bebida en un vaso o taza y disfrute.

Limonada con agua de rosas

Porciones: 2

Nivel de dificultad: fácil

ingredientes

- 1 limón orgánico
- 2 cucharadas de azúcar de caña crudo
- 20 ml de agua de rosas
- Un puñado de pétalos de rosa (sin tratar)
- 1 l de agua mineral sin gas

Preparación

1. Lava el limón a fondo bajo agua caliente. Corta el limón por la mitad y exprime el jugo de una mitad. Corta la otra mitad en rodajas.
2. Vierta el agua mineral en una jarra o jarro. Añade el jugo de limón (posiblemente usa un colador para filtrar las semillas).
3. Añade el azúcar y revuelve hasta que el azúcar se haya disuelto.
4. Añade el agua de rosas, rodajas de limón y pétalos de rosa. Mezclar todo bien.
5. Vierta la bebida en un vaso o taza y disfrute.

Limonada medicinal ayurvédica

Porciones: 2

Nivel de dificultad: fácil

ingredientes

- 2 rebanadas de un limón orgánico
- Un pequeño trozo de jengibre
- 1 tallo de menta (o unas pocas hojas)
- ½ l agua medicinal

Preparación

1. Vierte el agua en una jarra o jarro.
2. Pela y corta el jengibre.
3. Añade el jengibre, la menta y el limón orgánico al agua. Deje todo en un lugar fresco durante una hora.
4. Vierta la bebida en un vaso o taza y disfrute.

Leche con especias

Porciones: 2

Nivel de dificultad: fácil

ingredientes

- 220 ml de leche fresca
- 3 hilos de azafrán
- 1 Msp de canela
- 1 mg de cardamomo
- 1 Msp de clavos
- 1 Msp de nuez moscada

Preparación

1. Vierta la leche en una olla.
2. Añade el azafrán, la canela, el cardamomo, el clavo y la nuez moscada. Revuelva brevemente y luego caliente la leche.
3. Deje que la leche hierva brevemente y luego retírela de la estufa.
4. Deje que la leche se enfríe brevemente y luego viértala en una jarra o jarro. Usar un tamiz para extraer los clavos y los hilos de azafrán.
5. Vierta la bebida en un vaso o taza y disfrute.

Agua de jengibre casera

Porciones: 2

Nivel de dificultad: fácil

ingredientes

- 2 cm de jengibre
- 1 l de agua

Preparación

1. Pelar el jengibre y rallarlo con un rallador de jengibre.
2. Ponga el jengibre rallado en una jarra para el horno, una olla con un pico o en un termo.
3. Calienta el agua y viértela sobre el jengibre.
4. Deje que el agua de jengibre se remoje durante un cuarto de hora.
5. Vierta la bebida en un vaso o taza y disfrute.

Leche de oro

Porciones: 2

Nivel de dificultad: fácil

ingredientes

- 250 ml de leche de almendra
- ½ cucharilla de cúrcuma
- ½ cucharadita de canela
- 3 rebanadas de jengibre
- 1 cucharadita de jarabe de arce
- 1 Msp de pimienta (negra, recién molida)

Preparación

1. Pele el jengibre y corte tres rebanadas pequeñas.
2. Vierta la leche de almendras en una olla.
3. Añade el jengibre a la leche, así como la cúrcuma, la canela, el jarabe de arce y la pimienta.
4. Mezclar todo bien. Calienta la leche hasta que hierva.
5. Toma la leche de la estufa y deja que se enfríe un poco.
6. Vierta la bebida en un vaso o taza y disfrute.

Nightcap

Porciones: 2

Nivel de dificultad: fácil

ingredientes

- 250 ml de leche de almendra
- 4 dátiles (secos, sin semillas)
- 1 cucharadita de ghee
- 1 cucharadita de jarabe de arce
- 2 hilos de azafrán
- ½ TL Cardamomo

Preparación

1. Vierta la leche de almendras en una olla.
2. Corta los dátiles en pequeños trozos y añádelos a la leche. También añade el ghee, el jarabe de arce, el azafrán y el cardamomo a la leche.
3. Calienta la leche. Sin embargo, no debe hervir.
4. Quita la leche de la estufa. Vierte todo en una jarra de licuadora y mézclalo bien.
5. Vierta la leche en una jarra o jarro.
6. Vierta la bebida en un vaso o taza y disfrute.
7. Nota: La bebida tiene un efecto calmante y promotor del sueño. Por lo tanto, bébalo sólo por la noche antes de ir a la cama.

Batido exótico

Porciones: 2

Nivel de dificultad: fácil

ingredientes

- ½ Mango
- 1 banana
- 200 ml de leche de coco
- 100 g de yogur de soja
- un chorro de jugo de lima
- 1 Msp de polvo de jengibre
- 2 pizcas de cúrcuma
- 1 cardamomo
- 1 pizca de canela

Preparación

1. Pela el mango. Quita el núcleo. Corta la fruta por la mitad y corta una mitad en pequeños cubos.
2. Pela el plátano. Corta la fruta en trozos pequeños. Ponlo junto con los trozos de mango en una jarra de licuadora.
3. Añade el yogur, un chorro de jugo de limón, jengibre, cúrcuma, cardamomo y canela. Mezcla todos los ingredientes hasta que tengas un batido espeso.
4. Vierta la bebida en un vaso y disfrútela.

El clásico de Lassi

Porciones: 2

Nivel de dificultad: fácil

ingredientes

- 500 g de yogur de lupino
- 100 ml de quark de soja
- 2 cucharadas de azúcar de caña
- ¼ cucharadita de canela
- 1 pizca de cardamomo
- ¼ cdta. agua de rosas

Preparación

1. Coloca el yogur de lupino, la cuajada de soja, el azúcar de caña, una pizca de canela, el cardamomo y el agua de rosas en una jarra de la licuadora.
2. Mézclalo todo.
3. Vierta la bebida en un vaso o taza y disfrute.
4. Espolvorea un poco de canela sobre el lassi.

Leche de sésamo

Porciones: 2

Nivel de dificultad: fácil

ingredientes

- 6 cucharadas de semillas de sésamo
- 600 ml de agua

Preparación

1. Coloca las semillas de sésamo en una maceta o un tarro. Llénese de agua y deje la mezcla en un lugar fresco cubierto durante la noche.
2. Mezcla bien la mezcla y asegúrate de quitarla. Si es necesario, añada un poco de agua para que tenga unos 600 ml de líquido.
3. Vierta la bebida en un vaso o taza y disfrute.

Mint Lassi

Porciones: 2

Nivel de dificultad: fácil

ingredientes

- 250 g de yogur de soja
- 15 hojas de menta
- 1 cucharadita de jugo de limón
- 1 pizca de sal de roca
- 2 cucharadas de azúcar de caña

Preparación

1. Vierte el jugo de limón en una jarra o garrafa. Añade la sal y el azúcar y revuelve hasta que ambos se disuelvan.
2. Ponga el yogur y la menta en una jarra de licuadora. Haz un puré de ambos y luego viértelo en la garrafa o en la jarra. Revuelva bien una vez más.
3. Vierta la bebida en un vaso o taza y disfrute.

Chutneys

Coco Schutney

Porciones: 3 trenzas
Nivel de dificultad: fácil

ingredientes

- 3 cucharadas de copos de coco
- un poco de comino
- 100 g de tomates
- unas pocas hojas de cilantro (fresco)
- algo de Garam Masala
- 1 cucharadita de jugo de limón
- ¼ cdta. de chile
- algo de cúrcuma
- ¼ TL Semillas de mostaza
- una pizca de sal
- un poco de ghee

Preparación

1. Lava los tomates. Quita el tallo y luego corta los tomates en cuartos. Lava el cilantro, sécalo y córtalo. En un tazón mezclar los copos de coco con comino, cúrcuma y sal.
2. Ponga los tomates en una licuadora. Ponga el cilantro, el garam masala, el jugo de limón y el chile en la licuadora. Mezcla bien.
3. Calentar una cucharada de ghee en una sartén. Ponga las semillas de mostaza en la sartén y tuéstelas.
4. Ponga la pasta de tomate en la sartén.
5. Después de unos 2 minutos, agregue los copos de coco. Deje que todo se cocine brevemente. Entonces quita la cacerola de la estufa. Deje que el chutney se enfríe un poco y luego viértalo en un vaso limpio.

chutney de mango

Porciones: 6 rollos
Nivel de dificultad: fácil

ingredientes

- 1 naranja
- 1 mango
- 3 cucharadas de arándanos
- Jengibre (pieza de 2 cm)
- un poco de cilantro
- un poco de comino
- Hinojo (1 tubérculo)
- un poco de ghee
- ¼ TL Semillas de mostaza
- 3 clavos
- algo de cardamomo
- una pizca de jarabe de agave
- sal, pimienta

Preparación

1. Pele la naranja, el hinojo y el mango y córtelo todo en trozos pequeños. Pela y corta el jengibre.
2. Ponga el hinojo, el comino y el cilantro en un mortero y rállelo todo en pequeños trozos.
3. Calentar una cucharada de ghee en una sartén. Ponga las semillas de mostaza en la sartén y tuéstelas. Añade los trozos de fruta, arándanos, clavos, cardamomo, sal, pimienta, jarabe de agave y una taza de agua.
4. Quita la sartén de la estufa. Deje que el chutney se enfríe y viértalo en un vaso limpio.

El chutney de dátiles de tamarindo

Porciones: 2

Nivel de dificultad: fácil

ingredientes

- 6 dátiles secos
- ½ Mango
- 1 taza de yogur
- 1 cucharada de pasta de tamarindo
- un poco de cilantro
- un poco de chile
- 1 cucharada de jugo de limón
- Azafrán (3 hilos)
- algo de cardamomo
- un poco de azúcar de caña
- una pizca de sal

Preparación

1. Remoje los dátiles en agua. Después de 2 horas sácalas, córtalas en pequeños trozos y hazlas puré con la pasta de tamarindo en una batidora.
2. Añade cilantro, sal, chile y jugo de limón al puré. Mezclar todo bien.
3. Añade el mango, el yogur, el azafrán, el cardamomo y el azúcar de caña al puré. Mash de nuevo. Luego vierta el chutney en un vaso limpio.

Chutney de garbanzos

Porciones: 2

Nivel de dificultad: fácil

ingredientes

- un poco de cilantro (fresco)
- Pimiento picante
- 2 tomates
- Jengibre (2 cm)
- 400 g de garbanzos (cocidos, 1 lata pequeña)
- un poco de tahini
- un poco de ghee

Preparación

1. Lava el cilantro, sécalo y córtalo finamente. Pela y corta el jengibre. Lava los tomates. Quita el tallo y luego corta los tomates en cuartos.
2. Ponga los trozos de tomate, cilantro, pimienta y jengibre en una jarra de licuadora y haga un puré con todo.
3. Añade el ghee, los garbanzos y el tahini al puré. Haz puré la mezcla de nuevo.
4. Vierta el chutney en un vaso limpio.

Chutney de semillas de sésamo

Porciones: 2

Nivel de dificultad: fácil

ingredientes

- 3 cucharadas de semillas de sésamo
- Jengibre (2 cm)
- 1 cucharada de virutas de coco
- 6 fechas
- un poco de cilantro
- 1 cucharadita de jugo de limón
- una pizca de sal

Preparación

1. Tuesta las semillas de sésamo en una sartén sin grasa.
2. Pela y corta el jengibre. Corta los dátiles en pequeños trozos.
3. Coloca los trozos de dátiles, las semillas de sésamo, el jengibre, los copos de coco, el cilantro, el zumo de limón y una pizca de sal en una licuadora. Puréalo todo a fondo.
4. Vierta el chutney en un vaso limpio.

Chutney de bálsamo de limón

Porciones: 2

Nivel de dificultad: fácil

ingredientes

- 125 g de hojas de melisa
- 1 cucharada de jugo de limón
- 1 cucharada de azúcar de caña
- ½ TL sal de roca
- 2 cucharadas de yogur de soja
- 1 cucharadita de coco rallado
- 1 cucharadita de sésamo

Preparación

1. Lava las hojas de melisa, sécalas y sécalas con paños de cocina.
2. Coloca las hojas de melisa en una jarra de la licuadora. Ponga el jugo de limón, el azúcar de caña, la sal de roca, el yogur de soja y los copos de coco en la jarra de la licuadora. Hazlo puré bien hasta que tengas una pasta.
3. Vierta el chutney en un vaso limpio. Espolvorea las semillas de sésamo encima. ¡Listo está el delicioso y vegano chutney de bálsamo de limón!

Fuentes

Además de nuestro propio conocimiento experto, se utilizaron las siguientes fuentes de investigación, que también puede utilizar como otros textos sobre el tema de "La nutrición según el Ayurveda":

https://www.aerzteblatt.de/treffer?mode=s&wo=17&typ=16&aid=145838&s=ayurveda

https://www.amaiva.de/blogs/magazin/ayurveda-alles-wichtige-zur-altesten-heilkunst-der- mundo

https://www.asanayoga.de/ayurveda-und-abnehmen/

https://www.ayurfood.ch/die-6-geschmacksrichtungen-teil-2-scharf-bitter-herb/

https://www.ayurveda.de/ernaehrung-ayurveda/

https://ayurveda-schatztruhe.de/test/dosha-test/

https://www.fitforfun.de/abnehmen/diaeten/ernaehrung-die-ayurveda-diaet-eine-methode- for-_aid_13776.html

https://www.freundin.de/leben-gesundheit-ayurveda-typen-kapha-typ-ernaehrung-nach- ayurveda-217064.html

https://www.gesundmed.de/alternativmedizin/aryurveda/

https://www.stress-auszeit.ch/ayurveda-massage-die-aelteste-gesundheitslehre-der-welt/

https://www.vital.de/natuerlich-heilen/artikel/ayurveda-kur-fuer-zu-hause

https://wildandveda.com/verdauung-und-ayurveda/

https://www.zentrum-der-gesundheit.de/artikel/ayurveda/ayurveda-typen

Descargo de responsabilidad

La aplicación de toda la información, instrucciones y estrategias contenidas en este (e-)libro es a su propio riesgo. El autor no puede aceptar responsabilidad por daños de ningún tipo por ningún motivo legal. Quedan excluidas las reclamaciones de responsabilidad contra el autor por daños materiales o no materiales causados por el uso o no uso de la información o por el uso de información incorrecta y/o incompleta. Por lo tanto, también se excluyen las reclamaciones legales y de indemnización. Este trabajo ha sido compilado y escrito con el mayor cuidado y según nuestro mejor conocimiento y creencia. Sin embargo, el autor no se hace responsable de la actualidad, integridad y calidad de la información. Los errores de imprenta y la información errónea no pueden excluirse completamente. No se puede asumir ninguna responsabilidad legal o de ningún tipo por la información incorrecta proporcionada por el autor.

Derechos de autor

Todos los contenidos de este trabajo, así como la información, las estrategias y los consejos están protegidos por los derechos de autor. Todos los derechos están reservados. Queda terminantemente prohibida toda reimpresión o reproducción - incluso parcial- en cualquier forma, como fotocopias o procesos similares, almacenamiento, procesamiento, copia y distribución mediante sistemas electrónicos de cualquier tipo (en su totalidad o en parte) sin el permiso expreso por escrito del autor. Todos los derechos de traducción están reservados. El contenido no puede ser publicado bajo ninguna circunstancia. El autor se reserva el derecho de emprender acciones legales en caso de incumplimiento.

Pie de imprenta

© W&W

2020

1a edición

Todos los derechos reservados.

No se permite la reimpresión, ni siquiera en extractos.

Ninguna parte de esta obra puede ser reproducida, duplicada o distribuida en forma alguna sin el permiso escrito del autor.

Contacto: W&W GbR, Obere Schmiedgasse 28, 90403 Nuremberg

Made in the USA
Las Vegas, NV
04 July 2024

91861489R00089